Andrea Koch

AKTIVES RÜCKENTRAINING

Mit Therabändern und Pezzibällen

Mit praktischem Gesundheitsbegleiter

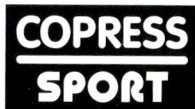

COPRESS SPORT

Lektorat: Julia Niehaus

Produktion und Layout:
VerlagsService Dr. Helmut Neuberger
& Karl Schaumann GmbH

Umschlaggestaltung: Uwe Richter

Titelfoto und Abbildungen Innenteil:
Studio + Fachlabor Hesterbrink
(Fotograf: Ulrich Pölert)

Zeichnungen (nach Vorlagen der
Autorin): Günter Wiesler

Die Autorin

Andrea Koch, Jahrgang 1967, ist Diplomsportlehrerin und arbeitet heute in der Wiehengebirgsklinik Holsing in den Bereichen medizinische Trainingstherapie, Wassergymnastik, Rückenschule und Herz-Kreislauf-Training. 1993 erwarb sie die Zusatzqualifikation einer Rückenschulleiterin.

Die Deutsche Bibliothek –
CIP-Einheitsaufnahme
Koch, Andrea:
Aktives Rückentraining: mit Therabändern und Pezzibällen; mit praktischem
Gesundheitsbegleiter/Andrea Koch. –
München : Copress Verl., 1996
(Praxis-Ratgeber sportinform)
ISBN 3-7679-0596-5

Gesamtherstellung: Bruckmann,
München
Druck: Gerber + Bruckmann, München
Printed in Germany
ISBN 3-7679-0596-5

Inhalt

Gesundheitsbegleiter

Etwa neunzig Prozent aller Bundesbürger hatten im Laufe ihres Lebens bereits Schmerzen im Rücken. Dabei variieren die Beschwerden von kurzzeitigem Stechen, über den bekannten Hexenschuß, bis hin zu degenerativen Veränderungen der Wirbelsäule. Die Folge der Rückenschmerzen ist eine verminderte Lebensqualität der Betroffen, deren Bewegungsspielraum eingeschränkt wird. Aber auch das öffentliche Interesse ist betroffen: Durch oftmals langwierige und kostenintensive Behandlungen wird das Gesundheitssystem belastet. Letztendlich entsteht durch den Ausfall von Arbeitstagen und frühzeitige Berentung ein volkswirtschaftlicher Schaden.

Die Wirbelsäule ist das Rückgrat unseres Lebens. Leider behandeln wir sie oftmals aber nicht als eines der wichtigsten Organe. Wir »mißhandeln« den Rücken so lange, bis er sich selbst wehrt und schmerzt. Erst wenn die Schmerzen anhalten, machen wir uns Gedanken, was falsch gelaufen ist. Da es noch kein Ersatzteillager für den Rücken gibt, sollte spätestens jetzt versucht werden, das zu retten, was noch zu retten ist. Um sich nicht abhängig zu machen von Medikamenten, wie Tabletten oder Spritzen, sollten präventive Maßnahmen zur Erhaltung der Wirbelsäule einen festen Platz im Tagesablauf erhalten.

Die einfachste Möglichkeit ist die Nutzung eines Pezziballes. Der Pezziball, vielleicht auch bekannt unter dem Namen Fitball oder Therapieball, ist ein im Durchmesser variabler Gummiball. Er stellt eine der rückenfreundlichsten Sitzmöglichkeiten dar, welche im Moment auf dem Markt sind. Aufgrund dieser Aktualität ist der Biomechanik des Sitzens ein eigenes Kapitel in diesem Buch gewidmet. Weiterhin kann der Ball als Trainingsgerät genutzt werden. Er eignet sich für Kraft- und Flexibilitätstraining und bietet darüber hinaus Möglichkeiten zur Entspannung und zum Spielen. Eine weitere Möglichkeit, ein optimales Heimprogramm durchzuführen, bietet das Training mit dem Theraband. Hierbei handelt es sich um ein in der Intensität variables Gummiband, mit dem einfache, aber effektive Übungen durchgeführt werden können.

Einer Einführung folgt eine Vielzahl von Übungen, die unterteilt sind in Übungen für den Hals-/Nackenbereich, die Brust- und die Lendenwirbelsäule.

Im kurzgefaßten Theorieteil finden Sie Informationen zur Anatomie der Wirbelsäule sowie zu Formen des Kraft- und Flexibilitätstrainings. Der Gesundheitsbegleiter soll es Ihnen ermöglichen, Ihr eigenes Trainingsprogramm zu gestalten. Verschiedene Minimal- und Optimalprogramme sind als Beispiele aufgeführt.

Sie müssen Ihren Rücken regelmäßig pflegen. Bedenken Sie dabei immer: Vorbeugen ist besser als Nachbehandeln (Prävention statt Rehabilitation).

Kapitel 1
Die Anatomie des Rückens

Die Wirbelsäule

Die Wirbelsäule, ein zentrales Organ des Rückens, ist ein elastischer S-förmiger Stab, der die Masse des Stammes und die oberen Gliedmaßen trägt. Sie ermöglicht Beugung, Streckung, Neigung und Rotation und stabilisiert die aufrechte Haltung.

Als **zentrale Stütz- und Bewegungsachse des Rumpfes** hat die Wirbelsäule drei wichtige Aufgaben:

Tragen: Die Körperlast wird von der Wirbelkörperreihe gehalten und größtenteils über das Becken beziehungsweise Hüftgelenk an die Beine weitergegeben. Ein Teil der Last bleibt jedoch. Die Bauchmuskulatur, die an den unteren Rippenknorpeln beginnt und am Schambein endet, kann die Wirbelsäule entlasten, wenn sie ausreichend trainiert ist.

Bewegen: Bewegungen werden erst durch die Bandscheiben ermöglicht. Bandscheiben sind gallertartige Pufferkissen, die jeweils zwischen zwei Wirbeln liegen (s. S. 18 ff.). Die Dicke der Bandscheibe bestimmt das Maß der Beweglichkeit in einem Wirbelsäulenabschnitt. Kleine Wirbelgelenke schienen die Bewegungen. Sie begrenzen oder begünstigen bestimmte Richtungen. Ein weiterer Faktor für die Beweglichkeit ist die Rumpfmuskulatur. Je verspannter man ist, desto unbeweglicher wird man. Bei schlecht ausgebildeter Muskulatur ist man überbeweglich (hypermobil), welches sich auf Dauer negativ auf die Wirbelgelenke auswirkt.

Der beweglichste Abschnitt des Rückens ist die Halswirbelsäule, dann folgt die Lendenwirbelsäule. Die Brustwirbelsäule ist durch die Rippenansätze nur minimal beweglich. Gänzlich unbeweglich sind Kreuz- und Steißbein.

Schutz des Rückenmarkes: Die einzelnen Wirbel sind so geformt, daß zwischen dem Wirbelkörper und den knöchernen Spangen der Wirbelbögen ein Loch freibleibt. Diese Löcher (Foramen vertebrae) bilden in der Wirbelsäule einen durchgängigen Kanal. In diesem sogenannten Spinalkanal verläuft das Rückenmark und seine Wurzeln.

Bei Defekten des Spinalkanals, wie zum Beispiel bei Wirbelbrüchen, kann es im schlimmsten Fall zu einer Querschnittslähmung kommen.

Der Aufbau der Wirbelsäule

Die Wirbelsäule kann mit einem federnden Stab verglichen werden. Sie besteht aus einzelnen Wirbeln, die durch Bandscheiben, Muskeln und Bänder miteinander verbunden sind. Im Normalfall besitzt der Mensch

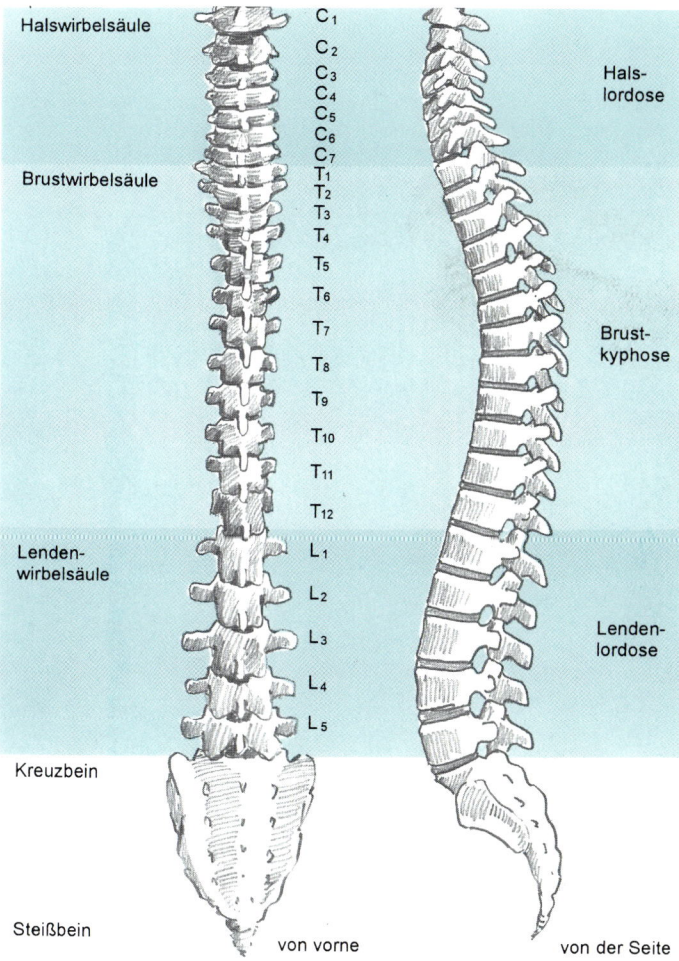

Die Wirbelsäule aus der frontalen (links) und Seitenansicht (rechts), mit der segmentalen Einteilung und der physiologischen Krümmungsform

insgesamt vierundzwanzig freie (präsakrale) und neun zu Kreuz- und Steißbein verschmolzene Wirbel.

Die sieben **Halswirbel** sind am kleinsten, die folgenden größeren zwölf **Brustwirbel** sind über facettierte Gelenkflächen beweglich mit zwölf Rippenpaaren verbunden. Die restlichen fünf **Lendenwirbel** haben das meiste Gewicht zu tragen und sind demnach am dicksten ausgebildet. Im fünfundzwanzigsten Lebensjahr ist die Verschmelzung der fünf Kreuzwirbel abgeschlossen. Das gebildete **Kreuzbein** liegt keilförmig zwischen den beiden Hüftbeinen und stellt die hintere Beckenwand dar. An das Kreuzbein ist das aus der Verschmelzung von drei bis sechs Wirbelresten entstandene **Steißbein** angehängt. Das Steißbein ist funktionslos und wahrscheinlich der aus der Evolution zurückgebliebene Teil eines Schwanzes.

Die sieben Halswirbel sind erkennbar an der Benennung C 1 bis C 7, abgeleitet aus der lateinischen Übersetzung: Halswirbel heißt übersetzt Vertebra **c**ervicales. Die Brustwirbel (Vertebrae **th**oracicae) sind numeriert von Th 1 bis Th 12. Die Lendenwirbel (Vertebrae **l**umbales) bezeichnet man als L 1 bis L 5. Das Kreuzbein (Os **s**acrum, S 1 bis S 5) und das Steißbein (Os **co**ccygis, Co 1 bis Co 4) sind durch ihre feste Verbindung oftmals nicht so leicht voneinander abzugrenzen.

Der Aufbau eines Wirbels

Die einzelnen Wirbel besitzen mit Ausnahme der ersten beiden Halswirbel (Atlas und Axis) eine einheitliche Grundform. Je nach Aufgabenbereich und Belastung werden die Einzelbausteine modifiziert ausgebildet. Die Hauptmasse wird durch den **Wirbelkörper** (Corpus vertebrae) gebildet. Als Tragstück des Wirbels und mit nach unten hin zunehmender Belastung sind die Körper der Lendenwirbel am größten, die der Halswirbelsäule am kleinsten. An den Wirbelkörper schließt sich der spangenförmige **Wirbelbogen** (Arcus vertebrae) an. Jeder Wirbelbogen besitzt am Übergang zum Wirbelkörper eine kleine Einkerbung. Liegen zwei Wirbel aufeinander, bilden sie das **Zwischenwirbelloch** (Foramen intervertebrale), durch welches die Spinalnerven aus dem Spinalkanal austreten können.

Angelagert am Wirbelbogen sind insgesamt sieben Fortsätze. Der nach hinten austretende **Dornfortsatz** (Processus spinosus) ist am deutlichsten zu spüren. Zwei weitere, seitlich austretende **Querfortsätze** (Processus transversi) und der Dornfortsatz dienen als Ansatz und Hebel der Rumpfmuskulatur und Bänder. Je nach Größe des ansetzenden Muskels variieren die Fortsätze in ihrer Länge und Ausrichtung. Die verbleibenden vier Fortsätze bilden eine Scheinverbindung zwischen den einzelnen Wirbeln. Die **Gelenkfortsätze** (Processus articularis) sind jeweils paarig nach oben und unten gerichtet. Mit ihren überknorpelten Gelenkflächen bilden sie mit dem darüber- oder darunterliegenden Wirbel die kleinen Wirbelgelenke. Durch die Stellung der Gelenkflächen werden bestimmte Bewegungen eingeschränkt oder vorgegeben.

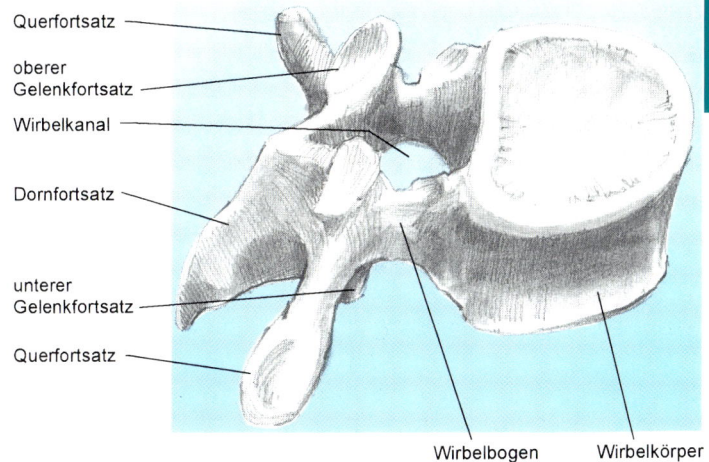

Querfortsatz

oberer Gelenkfortsatz

Wirbelkanal

Dornfortsatz

unterer Gelenkfortsatz

Querfortsatz

Wirbelbogen   Wirbelkörper

Der Aufbau eines Wirbels von oben

Es gibt einige Abweichungen von diesem Grundbaumuster. Eine Sonderstellung nehmen die ersten beiden Halswirbel, Atlas und Axis, ein. Der **Atlas** (erster Wirbel) hat die Form eines Ringes, er hat also keinen Wirbelkörper. Als Träger des Kopfes besitzt er zwei Gelenkfortsätze, die die Verbindung mit den Gelenkfortsätzen des Hinterhauptes bilden. Die Verbindung zum zweiten Halswirbel (**Axis**) erfolgt durch einen Zahn (Dens). Der **Dens** entspringt dem zweiten Wirbel und durchdringt den Atlas. Durch diese Verzahnung ist es möglich, den Kopf in alle Richtungen zu kippen oder sogar zu drehen.

Ständige Überkopfarbeit oder die Teilnahme am Straßenverkehr nehmen die kleinen Halswirbel über Gebühr in Anspruch. Der relativ schwere Schädel muß in allen Körperpositionen getragen werden, aber die positiven und negativen Beschleunigungen, die während der Fahrt im Auto auftreten, belasten die Halswirbelsäule besonders. Daher rührt auch die bekannte Verletzung bei Auffahrunfällen, das Schleudertrauma.

Im weiteren Verlauf der Halswirbel sind die Dornfortsätze sehr individuell gestaltet. Der Atlas besitzt keinen Dorn, die folgenden sind sehr kurz, meistens am Ende verdickt oder sogar gespalten. Sehr gut auch für den Laien zu ertasten ist der Dorn C 7. Streichen Sie am Hinterkopf entlang der Wirbelsäule. Der erste stark vorstehende Knochen ist der Dornfortsatz des siebten Halswirbels. Er ist ein wichtiger Ansatzpunkt beim Abzählen der Brustwirbel. Ebenfalls deutlich zu spüren sind die stark ausgebildeten Querfortsätze des Atlaswirbels. Streichen Sie mit einem Finger hinter dem Ohr entlang Richtung Schulter. Auf Höhe des Unterkiefers sind die Querfortsätze als etwas schmerzhafte Höcker zu ertasten.

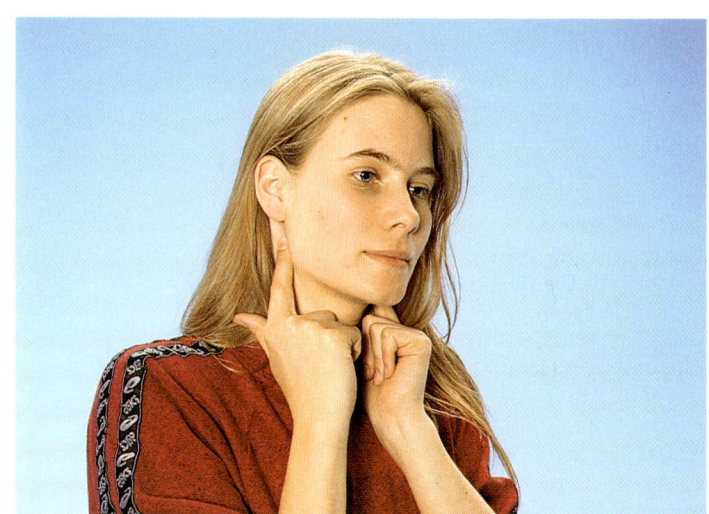

Das Tasten nach den Querfortsätzen des Atlas

Die Brustwirbel, der längste Abschnitt der Wirbelsäule, zeichnen sich zum einen durch die Rippenansätze, zum anderen durch die steil nach unten ausgerichteten Dornfortsätze aus. Zwischen den zwölf Wirbeln setzen ebenfalls zwölf **Rippenpaare** an. Jede Rippe besitzt zwei Gelenke (Kostotransversalgelenk). Die Rippenköpfchen haben mit den Kanten der beiden benachbarten Wirbelkörper je eine Gelenkverbindung, die zusätzlich durch ein Band gefestigt wird. Die Enden der ersten sieben Rippenpaare sind durch Knorpelspangen fest-elastisch mit dem Brustbein verbunden. Die Rippen acht, neun und zehn sind über knorpelige Rippenbogen indirekt am Brustbein angeheftet.
Die restlichen zwei Rippenpaare sind stark verkürzt und enden in der Bauchwand. Aus diesem Grund ist besonders die Seitneigung und Rotation der Brustwirbelsäule stark eingeschränkt. Segmentale Messung der Drehbewegungen während des Gehens zeigten im Bereich Th 7–12 die größten Rotationsausschläge. Die klinischen Untersuchungen sagen ebenfalls aus, daß die größte Rotationsbeweglichkeit in der unteren Brustwirbelsäule zu finden ist. Während die ersten Brustwirbel der Kopfdrehung folgen, zeigt sich das Bewegungsminimum in Höhe Th 6–8.
Die **Dornfortsätze** sind lang und schräg abwärts gerichtet. Die spitzen Enden sind in Höhe des nächsttieferen Wirbels zu ertasten. Sie liegen dachziegelartig übereinander, was besonders die Retroflexion (Rückbeuge) einschränkt. Versuchen Sie einmal die Bauchmuskeln anzuspannen und sich aus der Brustwirbelsäule nach hinten zu lehnen. Sie werden merken, daß Sie nur eine geringe Veränderung der Ausgangsstellung erzielen. Die Gelenke sind unter der Rückenmuskulatur nur

schwer zu erfühlen. Aufgrund der offenen Bogenstellung wäre ihrerseits jede Bewegungsrichtung möglich.

Die fünf Lendenwirbel sind die größten Einzelknochen des Rückens. Die Lendenwirbelkörper haben die stärksten Lasten zu tragen. Das gilt im Stand sowie beim Heben schwerer Gegenstände. Die Dornfortsätze sind hoch und schmal, können bei Retroflexion in Kontakt miteinander treten und die Bewegung beenden. Das Segment L 4/5 zeigt im Erwachsenenalter den größten Bewegungsausschlag in der Vor- und Rückbeuge (Beckenkippe). Die Gelenkfortsätze sind ebenfalls stark ausgebildet. Die **Gelenkfacetten** sind nicht eben, sondern gekrümmt. Insgesamt liegen die Fortsätze in großer Fläche aufeinander. Bei Vorbeuge (Anteversion) gleiten die Gelenkfacetten auseinander. In der Seitneigung schieben sich die Facetten der Neigungsseite ineinander, auf der Gegenseite werden sie auseinandergezogen. Diese Verschiebungen können unter Umständen zu Reizzuständen der Knochenhaut führen. Die Gesamtrotation der Lendenwirbelsäule ist mit fünf bis fünfzehn Grad so gering, daß man hier nicht von einer Funktionsbewegung sprechen kann.

Die physiologische Form der Wirbelsäule

Wie auf der Abbildung S. 11 dargestellt, hat der Rücken in der Seitenansicht mehrere Krümmungen. Die Halswirbelsäule ist konkav gebogen (Lordose). Im Brustbereich ist die Wirbelsäule konvex, also in die Gegenrichtung gekrümmt (Kyphose). Die Lendenwirbel stehen wieder in konkaver Form, das Kreuz- und Steißbein haben eine konvexe Krümmung.

Sieht man die Wirbelsäule als Ganzes, wechseln sich Lordose und Kyphose ab, so daß eine doppelte S-Form entsteht. Die Schwingungen der Wirbelsäule sind für uns wichtig, um Stöße aufzufangen. Die Halslordose bildet die federnde Stütze des Kopfes. Die Lendenlordose trägt den Rumpf und übt einen Stoßdämpfereffekt aus. Aufgrund der beiden Kyphosen wird zusammen mit der Vergurtung durch die Bänder eine aufrechte Körperhaltung erzielt. Wenn im Verlauf der Übungsbeschreibungen von einem geraden Rücken gesprochen wird, bedeutet das die Einhaltung dieser physiologischen Krümmungsform der Wirbelsäule.

Die Krümmungsformen sind Optimalfälle, was bedeutet, daß es auch Abweichungen gibt. Bei der Wirbelsäule werden Haltungs-, Stellungs- und Formfehler unterschieden. Während beim Haltungsfehler eine aktive Aufrichtung möglich ist, gelingt diese beim Stellungsfehler nur mit Hilfe eines Therapeuten oder Arztes. Handelt es sich um einen Formfehler, liegt eine Knochenveränderung vor. Für uns ist der **Haltungsfehler** von besonderem Interesse. Die Grundhaltung des Menschen wird vererbt. Einfluß auf die Wirbelsäulenstatik nehmen unter anderem

Krankheiten, Wachstum, Alter, Psyche, Sport, Ernährung und Gewicht. Haltungsfehler entstehen im Wachstumsalter. Mit dem raschen Wachstum des Achsenskeletts kann die Entwicklung der Muskulatur nicht Schritt halten. Die Rückenbeschwerden treten dagegen häufig erst im Erwachsenenalter auf.

Die bekanntesten Krankheitsbilder werden hier vorgestellt. Im Anschluß daran sind auch die therapeutischen Maßnahmen genannt, die vor allem aus Stretching und Kräftigungsübungen bestehen. Allerdings können Sie keine sofortige Linderung erwarten. Erst durch regelmäßiges, konsequentes Üben werden die Beschwerden beseitigt. Die entsprechenden Übungen finden Sie im Übungsteil.

Flachrücken

Die physiologischen Krümmungen der Wirbelsäule sind beim Flachrücken nur sehr gering ausgeprägt oder fehlen völlig. Am stärksten ist die Lendenlordose davon betroffen, die sogar in eine angedeutete Kyphose übergehen kann. Die Ursache dieser Fehlhaltung ist umstritten. Diskutiert wird ein Zusammenhang mit einer frühkindlichen Sitzkyphose und einer extremen Schwäche der Haltemuskeln. Die Beweglichkeit der Wirbelsäule ist eingeschränkt. Eine Pufferung der vertikalen Kraftstöße ist beim Flachrücken nicht oder nur eingeschränkt möglich. Die Stöße werden überwiegend über die elastischen Bandscheiben abgefangen, was zu frühzeitigen Verschleißerscheinungen und Schmerzen führt.

Therapeutische Maßnahmen

Die gesamte Muskulatur des Körperstammes muß gedehnt und gekräftigt werden. Dazu gehören:
- Rückenstrecker (M. erector spinae)
- Bauchmuskeln (M. rectus abdominis, M. transversus abdominis)
- Hüftbeuger (M. iliopsoas)
- vorderer und hinterer Oberschenkelmuskel (M. quadrizeps femoris, ischiocrurale Muskulatur)
- Brustmuskulatur (M. pectoralis)
- obere Schultermuskeln (M. trapezius, M. rhomboideus)

Rundrücken

Beim Rundrücken handelt es sich um eine keilartige Verformung der Brustwirbelsäule, teilweise sogar der Lendenwirbelsäule (Kyphosierung). Dabei darf der Rundrücken nicht mit der vorübergehenden, schlechten Haltung nach einer Erschöpfung der Stammuskulatur verwechselt werden. Durch die Deformierung ist eine gleichmäßige Lastenübertragung der Wirbelkörper und Bandscheiben nicht mehr gegeben. Brust- und Lendenwirbelsäule verändern ihre physiologische Schwingungsform, was eine Überdehnung und Überlastung der

Rückenmuskulatur zur Folge hat. Das Endstadium ist eine vorzeitige Abnutzung der Gelenkflächen sowie eine Steifheit und Bewegungseinschränkung vor allem im Bereich der Brustwirbelsäule.

Therapeutische Maßnahmen

Die Maßnahmen zur Behandlung des Rundrückens sollten auf eine Verhinderung der drohenden Wirbeldeformierung abzielen. Sind bereits Keilwirbel entstanden, können entsprechende Behandlungsmaßnahmen lediglich eine Verschlechterung vermeiden.
Stretching:
• Brustmuskulatur (M. pectoralis)
Kräftigung:
• obere Schultermuskeln (M. trapezius, M. rhomboideus)
• Bauchmuskeln (M. rectus abdominis, M. transversus abdominis)
• Rückenstrecker (M. erector spinae)

Hohlkreuz

Beim Hohlkreuz handelt es sich um eine äußerlich sichtbare Verstärkung der physiologischen Krümmung der Lendenwirbelsäule (Lordose). Das Becken wird sehr weit nach vorne gekippt, und der Bauch wölbt sich etwas vor. Ursachen des Hohlkreuzes können erbbedingte Veränderungen der Wirbelkörper oder eine Folgeerscheinung der Fettsucht sowie Bewegungsmangel und damit verbundene muskuläre Dysbalancen sein. Durch die Fehlhaltung werden vorzeitige Abnutzungserscheinungen an den Wirbelkörpern, Ineinanderstauchen der Wirbelgelenke und ungleichmäßige Komprimierung der Bandscheiben ausgelöst. Zusätzlich kann es zu Reizungen der austretenden Nerven kommen.

Therapeutische Maßnahmen

Die auf die Beckenstellung wirkenden Muskeln müssen je nach Ansatz und Ursprung gedehnt oder gekräftigt werden.
Stretching:
• Rückenstrecker (M. erector spinae)
• Hüftbeuger (M. iliopsoas)
• vordere Oberschenkelmuskeln (M. quadrizeps femoris)
Kräftigung:
• Bauchmuskeln (M. rectus abdominis, M. transversus abdominis)
• Gesäßmuskel (M. gluteus)
• hintere Oberschenkelmuskeln (ischiocrurale Muskulatur)

Skoliose

Unter Skoliose ist eine seitliche Verbiegung der Wirbelsäule zu verstehen. Der Schulterhochstand ist ein wichtiges Frühsymptom. Im fortgeschrittenen Stadium zeigt sich der Schiefwuchs als deutlicher Buckel. Eventuell ist auf der Gegenseite ein Lendenwulst entstanden. Man unterscheidet das Krankheitsbild der statischen und posturalen Skoliose. Die **statische Skoliose** beruht auf einem Schiefstand, beispielsweise auf einer sichtbaren Beinverkürzung, die eine Beckenschiefstellung zur Folge hat. In diesem Fall kann ein Ausgleich der Beinlänge, durch Einlagen oder eine Absatzerhöhung, eine Abnahme der Beschwerden bedeuten. Bei der Entstehung der **posturalen Skoliose** spielen Vererbungs- und Anlagefaktoren, Umweltbedingungen, Gewohnheitshaltungen, Gewichtsverlagerungen, asymmetrische sportliche Ausbildung sowie die Tonisierung der Rumpf- und Extremitätenmuskulatur eine Rolle. Diese Form der Haltungsschwäche wird besonders durch einen verstärkten Rundrücken und eine vermehrte Beckenkippung sichtbar. Hinzu kommen Abweichungen in der Frontalebene: Die entstehenden Wirbelkrümmungen ziehen den Oberkörper zur Seite. Probleme entstehen dadurch, daß der Belastungsdruck nicht gleichmäßig auf die einzelnen Wirbelkörper und Bandscheiben verteilt wird. Der einzelne Wirbel kann sich aus gelenkmechanischen Gründen in sich verdrehen. Weitere Auswirkungen zeigen sich im Bereich der inneren Organe. Infolge des Schiefwuchses und der Brustkorbverformung verlagern sich die Brust- und Bauchorgane. Lunge und Herz können Funktionsstörungen aufweisen, und das Nervensystem kann beeinträchtigt werden.

Die Veränderungen führen im Laufe der Zeit zu schmerzhaften Verspannungen der Rückenmuskulatur, zu Verschleißerscheinungen der Bandscheiben und Wirbelgelenke. Optimale Hilfe kann geleistet werden, wenn der Schiefstand frühzeitig erkannt wird. Beobachten Sie bei gebückter oder aufrechter Haltung eine Asymmetrie des Rückens, sollten Sie einen Orthopäden aufsuchen.

Therapeutische Maßnahmen

Ein allgemeiner Trainingshinweis kann an dieser Stelle nicht geliefert werden, da die Ausbildung des Schiefstandes sehr unterschiedlich sein kann. Die Behandlung sieht bei jedem Patienten anders aus. Bevor Sie mit bestimmten Übungen beginnen, sollten Sie Ihren Orthopäden, Krankengymnasten oder Sporttherapeuten konsultieren.

Die Zwischenwirbelscheiben

Die Zwischenwirbelscheibe, besser bekannt als Bandscheibe, ist ein relativ einfaches Gebilde; statistisch gesehen verursacht sie jedoch die meisten der auftretenden Beschwerden. Insgesamt haben wir dreiundzwanzig Bandscheiben. Sie bilden die Verbindungsstücke zwischen zwei Wirbelkörpern. Einzige Ausnahme: zwischen dem ersten und zweiten Halswirbel liegt aufgrund des Densaxis keine Zwischenwirbelscheibe. Eine Bandscheibe besteht aus hintereinandergeschichteten ringförmigen Faserstrukturen (Faserknorpel); sie ist ähnlich aufgebaut wie eine Zwiebel. In der Mitte befindet sich ein **Gallertkern** (nucleus pulposus). Die **Faserringe** (Anulus fibrosus) sind mit den benachbarten Wirbelkörpern verwachsen, die Gallertkerne sorgen wie Stoßdämpfer

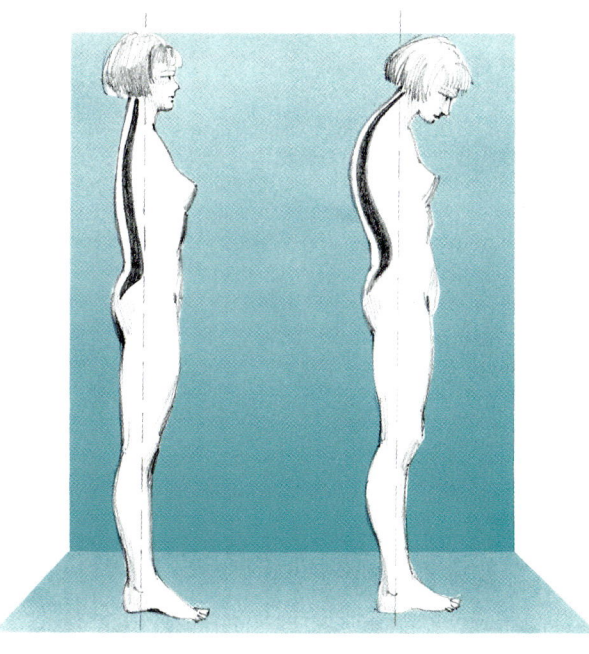

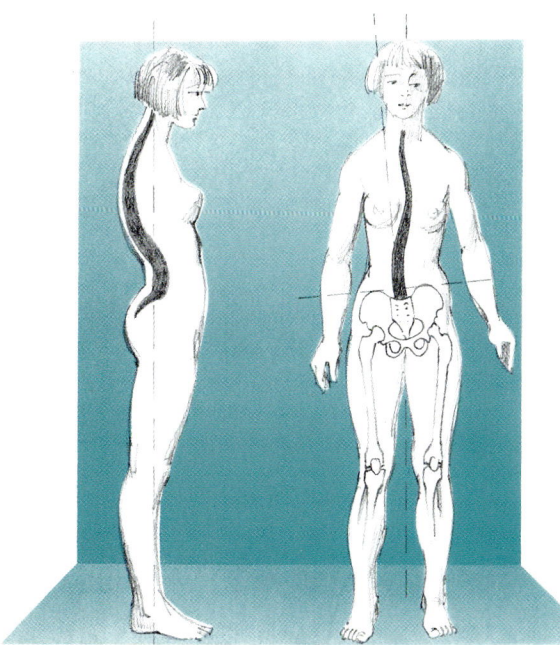

Abweichungen der Wirbelsäule: Flachrücken, Rundrücken, Hohlkreuz und Skoliose (von links oben nach rechts unten)

für eine gleichmäßige Druckverteilung. Die Bandscheiben besitzen weder Blut- noch Nervengefäße, sondern werden durch einen speziellen Saug- und Druckmechanismus ernährt. Der Gallertkern besteht aus wasseranziehenden Makromolekülen, die im entlasteten Zustand (zum Beispiel Rückenlage) dafür sorgen, daß die umgebende Flüssigkeit in die Bandscheibe diffundiert. Unter ständiger Druckbelastung (zum Beispiel Sitzen) wird die Flüssigkeit wieder abgegeben. Dieser Austausch ernährt die Bandscheibe und wird **Schwammprinzip** genannt. Messen Sie sich einmal morgens nach dem Aufstehen und ein zweites Mal am Abend. Ihnen wird ein durch die Flüssigkeitsabgabe verursachter Größenunterschied von ein bis drei Zentimeter auffallen.

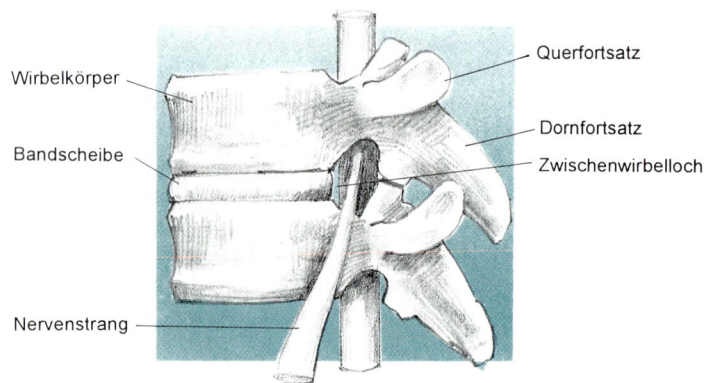

Wirbelkörper

Bandscheibe

Nervenstrang

Querfortsatz

Dornfortsatz

Zwischenwirbelloch

Das Bewegungssegment

Das Bandscheibenmaterial macht etwa ein Viertel der Gesamtlänge (ohne Kreuz- und Steißbein) aus, allerdings zu unterschiedlichen Anteilen: ein Fünftel der Halswirbelsäule, ein Fünftel der Brustwirbelsäule und ein Drittel der Lendenwirbelsäule. Als Verschleißerscheinung verringert sich jedoch die Fähigkeit der Bandscheiben, Wasser aufzunehmen. Die Scheiben werden flacher oder trocknen ganz aus. Ebenfalls negativ wirkt sich einseitiges Verhalten, wie zum Beispiel langes Sitzen, aus. Der Flüssigkeitsaustausch wird gestoppt, die Bandscheibe nicht mehr ernährt.

Bei Bewegungen der Wirbelsäule verschiebt sich der Nucleus pulposus geringfügig und weicht zum Ort der geringeren Belastung aus. Beugen wir uns nach vorne, schiebt sich der Kern nach hinten. Bei unphysiologischen Bewegungen, zum Beispiel Anheben eines Gewichtes mit vorgeneigtem Oberkörper, kommt es zu einem sehr starken Druck auf die Bandscheibe. In einer intakten Bandscheibe wird, durch eine Art selbstregulierende Zugspannung der hinteren Ringstruktur, der Kern in der Mitte gehalten. Aber ab dem zwanzigsten Lebensjahr etwa treten degenerative Veränderungen auf. Bei oben genannter Belastung kann der Kern stark zur Seite verschoben werden, oder die Bandscheibe platzt. Ist die Gallertmasse verschoben (Protrusion) oder sogar geplatzt (Bandscheibenvorfall oder Prolaps), wird das Zwischenwirbelloch verengt und der dort verlaufende Nerv eingeklemmt. Da das Rückenmark durch ein Band geschützt wird, tritt die Bandscheibe meist rechts- oder linksseitig aus. Schmerzen sowie Kribbeln oder Lähmungserscheinungen sind aus diesem Grund nur einseitig zu spüren.

Die Muskulatur des Stammes

Im vorigen Kapitel wurde der Aufbau des Achsenskeletts des menschlichen Körpers erläutert. Ohne Bänder, Sehnen und Muskulatur ist jedoch weder eine aufrechte Haltung noch Bewegung möglich.

Durch die Bänder wird unser Achsenskelett gut stabilisiert. Innerhalb eines Bewegungssegments (Wirbel – Bandscheibe – Wirbel) wirken Bandscheibe und Bänder wie ein **Selbstspannungsapparat**. Der allseitig wirkende Quellendruck der Bandscheibe drückt die Wirbelkörper auseinander, die Bänder werden unter Spannung gesetzt.

Die eigentliche Bewegung erfolgt schließlich durch das koordinierte Zusammenspiel der Muskulatur (**aktiver Bewegungsapparat**). Die Hilfseinrichtungen, die ein Muskel benötigt, sind Sehnen, Faszien, Schleimbeutel und Sehnenscheiden. Ein Muskel setzt nicht direkt am Knochen an, sondern ist Teil einer funktionellen Einheit, der sogenannten **kinetischen Kette** (Knochen – Sehne – Muskel – Sehne – Knochen). Mechanisch bedeutet dies, daß sich ein Muskel zusammenzieht und die benachbarten Knochen, an denen seine Endsehnen befestigt sind, bewegt und einander annähert.

Damit sich ein Muskel überhaupt zusammenziehen (kontrahieren) kann, muß er durch Nerven versorgt werden. Wird von den Sinnesorganen eine Bewegungsrichtung festgelegt, gibt das Gehirn motorische Befehle über das Rückenmark, durch die Nerven an die entsprechenden Muskelgruppen. In Form von kleinen Stromstößen und unter Mitarbeit von Milliarden von Eiweißmolekülen kontrahiert ein Muskel.

Kontraktion eines Muskels

- Aktionspotential trifft auf die Oberfläche und wird in die Tiefe der Faser weitergeleitet
- Kalziumionen werden freigesetzt
- ineinander verschränkt angeordnete Proteine (Aktin, Myosin) bilden Querbrücken
- Myosin-ATPase wird aktiviert, Energie wird freigesetzt
- Skelettmuskulatur verkürzt
- aktiver Rücktransport der Kalziumionen
- Muskel erschlafft

Bei der Muskulatur werden drei verschiedene Fasertypen unterschieden:
- langsam reagierende Fasern (tonische Muskulatur, Slow-twitch-Fasern)
- schnell reagierende Fasern (phasische Muskulatur, Fast-twitch-Fasern)
- Intermediärtyp

Die Aufgabe der **langsam reagierenden Fasern** liegt in erster Linie in der **Kraftentfaltung und der Stützmotorik**. Besondere Eigenschaften der tonischen (roten) Fasern sind:
- wenig ermüdbar und ausdauernd
- schmal
- mitochondrienreich (Ort des aeroben Stoffwechsels)
- kapillarenreich
- reich an Enzymen des aeroben Stoffwechels
- langsame Kontraktion
- niedrige Reizschwelle
- langsame Atrophie

Die **schnell reagierenden Muskelfasern** dienen der **Zielmotorik und der schnellen Kraftentwicklung**. Demnach sind für die phasischen (weißen) Muskelfasern folgende Eigenschaften charakteristisch:
- schnell ermüdbar
- breiter
- schnelle Kontraktion
- reich an Phosphaten, Glykogen und Enzymen des anaeroben Stoffwechsels
- hohe Reizschwelle
- geringe Mitochondrienzahl

Für den Bereich der beim Rückentraining betroffenen Stammmuskulatur ist die statische Muskulatur von besonderer Bedeutung. Bevor die Muskeln den Körper fortbewegen, müssen sie ihn erst entgegen der Schwerkraft in eine aufrechte Körperhaltung bringen. Schon das ruhige Stehen oder Sitzen erfordert die Aktivität einer Vielzahl von Muskeln. Die Rücken- und Bauchmuskeln weisen somit eine kontinuierliche Muskelspannung auf, die als Ruhetonus bezeichnet wird.
Die Funktion dieser Haltemuskeln liegt also weniger in einer Verkürzung, sondern besteht einer der Situation angepaßten Änderung des Tonus.
Zur Rumpfmuskulatur gehören Nacken-, Rücken-, Hals-, Brust- und Bauchmuskeln, die je nach Lage als dorsale (rückwärtige) oder ventrale (vordere) Muskulatur bezeichnet werden. Die Hüftmuskulatur hat eine ähnlich große Bedeutung für die Haltung des Körpers, besonders auf die Position des Beckens, und wird gesondert skizziert. Den folgenden Abbildungen können Sie die Lage und den Verlauf der wichtigsten Muskeln entnehmen, den Tabellen ihre Funktionen unter Beachtung der angefügten Hinweise und Besonderheiten.

Die dorsale Rumpfmuskulatur

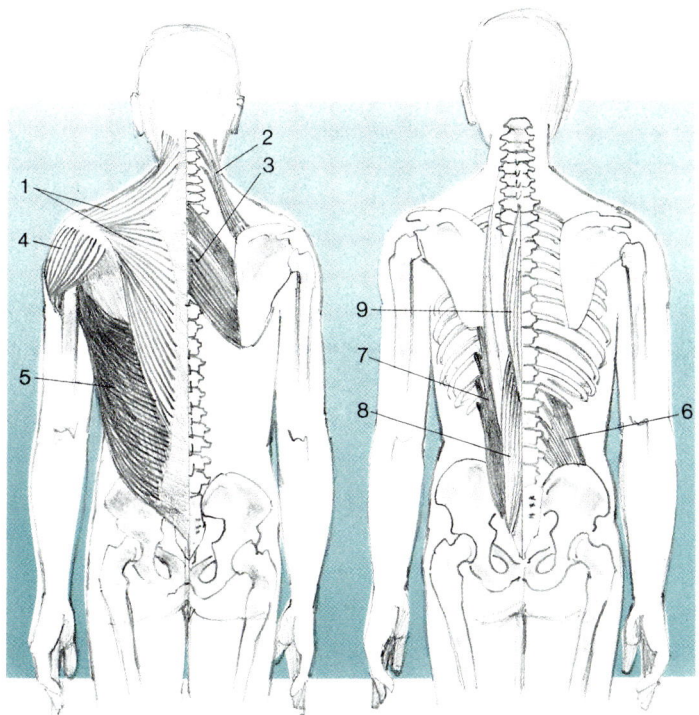

Rückansicht der wichtigsten Muskeln des Körperstamms (Nacken- und Rückenmuskeln)

Name des Muskels	Funktionen	Hinweise und Besonderheiten
M. trapezius (1)	Retroflexion der Hals- wirbelsäule, hebt die Schulter	nur der obere Anteil des Muskels
	zieht die Schulterblätter zur Wirbelsäule	mittlerer und unterer Anteil des Muskels, bei fixierter Wirbel- säule
M. levator scapulae (2)	hebt das Schulterblatt, dreht es nach innen	bei fixierter Halswirbel- säule
	Retroflexion des Halses, Seit- beugung	bei fixiertem Schulter- blatt

Name des Muskels	Funktionen	Hinweise und Besonderheiten
M. rhomboideus (3)	zieht die Schulterblätter zur Wirbelsäule	bei fixierter Wirbelsäule
	zieht die Brustwirbel zur Seite	bei fixiertem Schulterblatt (bedeutsam bei Skoliosen)
M. deltoideus (4)	ist an fast allen Bewegungen des Armes beteiligt	besteht aus mehreren Funktionseinheiten
M. latissimus dorsi (5)	streckt die Brust- und Lendenwirbelsäule	bei fixiertem Oberarm und beidseitiger Kontraktion
	Innenrotation und Rückführung des Armes	bei beweglicher Schulter
M. quadratus lumborum (6)	zieht die 12. Rippe nach unten, wirkt seitbeugend und unterstützt das Ausatmen	bei fixiertem Becken
	hebt die Beckenhälfte	bei fixierten Rippen und bei einseitiger Kontraktion
M. erector spinae: M. iliocostalis (7) M. longissimus (8) M. spinalis (9) M. splenius Mm intertransversari Mm interspinales Mm transversospinales	drehen und neigen die Wirbelsäule bei einseitiger Kontraktion	faßt eine Gruppe von Muskeln mit der annähernd gleichen Funktion zusammen, die im folgenden immer nur mit M. erector spinae bezeichnet werden
	beidseitig kontrahiert beugen sie die Wirbelsäule nach hinten	
M. serratus posterior superior	hebt die Rippen und unterstützt damit das Einatmen	
M. serratus posterior inferior	senkt die Rippen und unterstützt damit das Ausatmen	

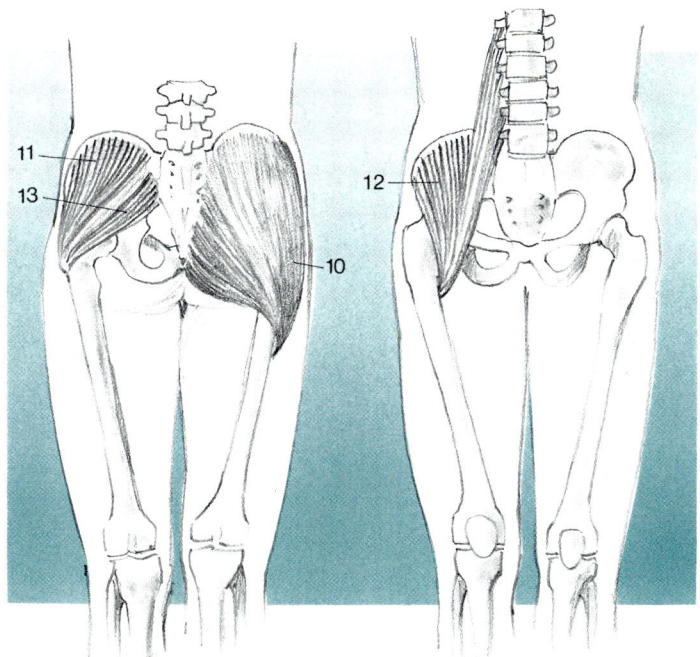

Die wichtigsten Hüftmuskeln, die die Position des Beckens und der Wirbelsäule beeinflussen

Name des Muskels	Funktionen	Hinweise und Besonderheiten
M. gluteus maximus (10)	streckt das Hüftgelenk	
	hilft beim Abspreizen des Beines	oberer Teil des Muskels
	zieht das Bein heran	unterer Teil des Muskels
M. gluteus medius (11) M. gluteus minimus (13)	Abduktion der Hüfte	bei fixiertem Becken, bildet eine funktionelle Einheit mit seinem Hilfsmuskel (M. gluteus minimus)
	streckt die Hüfte, Außenrotation des Beines	nur die hinteren Muskelfasern
	beugt die Hüfte, Innenrotation	nur die vorderen Muskelfasern

Name des Muskels	Funktionen	Hinweise und Besonderheiten
M. iliopsoas (12)	kippt das Becken vorwärts	bei fixiertem Becken und beidseitiger Kontraktion
	Beugung, Adduktion und Außenrotation des Beines	bei fixierten Wirbeln
	neigt die Lendenwirbelsäule zur Seite	bei einseitiger Kontraktion

Die ventrale Rumpfmuskulatur

Vor allem die Bauchmuskeln haben neben Stütz- und Bewegungsfunktionen, die den Körperstamm betreffen, weitere wichtige Aufgaben. Zum einen begünstigen sie in nicht unbedeutendem Ausmaß die Atmung. Zum anderen stabilisieren sie die Lage der inneren Organe im Bauchraum und unterstützen durch ihre Druckwirkung die Ausscheidung und den Geburtsvorgang.

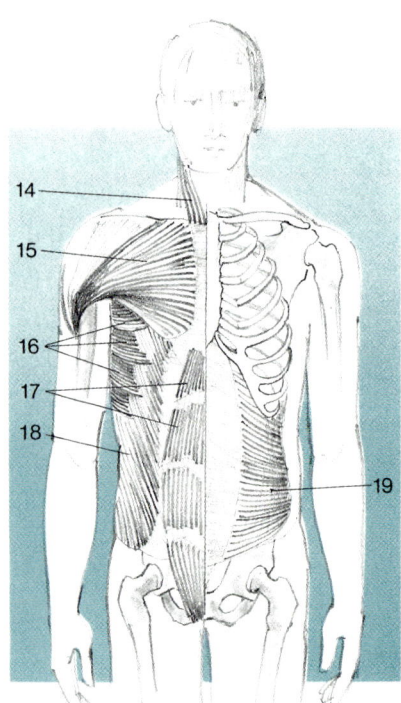

Vorderansicht der wichtigsten Muskeln des Körperstamms (Hals-, Brust- und Bauchmuskeln)

Name des Muskels	Funktionen	Hinweise und Besonderheiten
M. sternocleidomastoideus (14)	dreht und neigt den Kopf	bei fixiertem Brustkorb und einseitiger Kontraktion
	überstreckt die Halswirbelsäule	bei beidseitiger Kontraktion
	hebt das Brust- und Schlüsselbein	bei fixiertem Kopf
M. longus colli	beugt die Halswirbelsäule nach vorne	bei beidseitiger Kontraktion (besteht aus drei Fasergruppen)
	dreht den Kopf seitlich nach vorne	bei einseitiger Kontraktion
M. pectoralis major (15)	Innenrotation und Adduktion des Armes	bei fixiertem Brustkorb
M. pectoralis minor	zieht das Schulterblatt gegen den Brustkorb	bei fixierten Rippen
	hebt die Rippen und unterstützt die Atmung	bei fixiertem Schulterblatt
M. serratus anterior (16)	zieht das Schulterblatt nach außen und drückt es gegen den Brustkorb	oberer Teil des Muskels
M. rectus abdominis (17)	beugt den Rumpf, unterstützt das Ausatmen und stabilisiert die Lage der inneren Organe	bei gutem Trainingszustand ist die Vierteilung durch quer verlaufende Zwischensehnen orkennbar
M. obliquus externus abdominis (18)	dreht den Brustkorb zur Gegenseite	bei einseitiger Kontraktion und fixiertem Becken
	Seitneigung und Flexion des Rumpfes	
M. obliquus internus abdominis (19)	Rotation und Seitneigung des Rumpfes	bei einseitiger Kontraktion
	unterstützt das Beugen des Rumpfes	bei beidseitiger Kontraktion
M. transversus abdominis	stabilisiert die inneren Organe	bildet einen Gürtel zwischen dem inneren und äußeren schrägen Bauchmuskel
Diaphragma (Zwerchfell)	unterstützt das Einatmen (Bauchatmung)	eine nach oben gewölbte Muskelplatte, die den Brust- vom Bauchraum trennt

Kapitel 2
Muskelfunktionstests

Neben knöchernen Fehlbildungen können auch muskuläre Ungleichheiten (Dysbalancen) die Ursache von Rückenbeschwerden sein. Ist beispielsweise die dorsale Stammuskulatur gut ausgebildet, die ventrale dagegen nur sehr schwach, befinden wir uns in einer stark lordisierten Haltung. Auf lange Sicht kann dies zu Veränderungen der Bandscheiben und Wirbelkörper führen. Rückenschmerzen sind vorprogrammiert.

Durch die Begutachtung des Muskelstatus ist es möglich, sich ein objektives Bild über die körperliche Verfassung zu machen. Dies geschieht mit Hilfe von Muskelfunktionstests, die Auskunft darüber geben, welche Muskeln gekräftigt und welche gedehnt werden müssen. Dargestellt sind hier nur solche Testübungen, die ohne großen Aufwand und ohne fremde Hilfe durchgeführt werden können. Optimal wäre es aber, wenn die Tests von einem Krankengymnasten oder Sporttherapeuten beaufsichtigt würden, da dieser die korrekte Ausführung kontrollieren und die Übungen gegebenenfalls rechtzeitig abbrechen kann, falls zum Beispiel Verletzungsgefahr besteht.

Bei der **Durchführung der Testübungen** ist es wichtig, die Ausgangsposition exakt einzunehmen. Treten bei der Durchführung Schmerzen auf, sollte die Bewegung sofort beendet werden, dabei muß man jedoch das Dehnungsziehen von Gelenk- oder Rückenschmerzen unterscheiden. Das Ziehen in den Muskeln ist normal, handelt es sich aber um einen sogenannten dumpfen oder stechenden punktuellen Schmerz, sollten Sie einen Arzt konsultieren.

Es werden drei **Ergebnisse** unterschieden:

- **Stufe A: Normale Kraft/normale Beweglichkeit**

»Normal« bedeutet im Bereich des funktionellen Rückentrainings eine ausreichende Beweglichkeit und Muskulatur. Die Werte sind in keinem Fall vergleichbar mit denen von Leistungssportlern. Erzielen Sie bessere Werte, ist es derzeit nicht notwendig, spezielle Übungsformen zur weiteren Steigerung durchzuführen.

- **Stufe B: Leichtes Kraftdefizit/leichte Verkürzung**
  Minimale Einschränkungen sind erkennbar, die jedoch in kürzester Zeit durch entsprechende Dehn- und Kräftigungsübungen behoben werden können.
- **Stufe C: Erhebliches Kraftdefizit/erhebliche Bewegungseinschränkung**
  Bei diesem Testergebnis wird es Zeit, mit einem gut abgestimmten Trainingsprogramm zu beginnen. Die muskulären Dysbalancen führen zu Schonhaltungen und damit zu großen Belastungen der Wirbelsäule und Gelenke. Stellen Sie fest, ob es sich wirklich um muskuläre Schwächen und nicht um degenerative Veränderungen der Wirbelsäule handelt.

Flexibilitätstests

Die Dehnfähigkeit von Brust- und Schultermuskulatur

Legen Sie sich auf den Rücken und winkeln die Beine im 90-Grad-Winkel an. Führen Sie die gestreckten Arme neben dem Kopf nach hinten. Versuchen Sie die gestreckten Arme am Boden abzulegen, so daß der Handrücken aufliegt. Während der Bewegungsausführung bleibt die Wirbelsäule fest am Boden.

Stufe A: Arme liegen ausgestreckt neben dem Kopf, Rücken am Boden.
Stufe B: Die Hände berühren den Boden, Arme nicht gestreckt, Rücken in einer Ausweichbewegung (Hohlkreuzhaltung).
Stufe C: Trotz starker Hohlkreuzbildung können weder Hände noch Arme am Boden abgelegt werden.

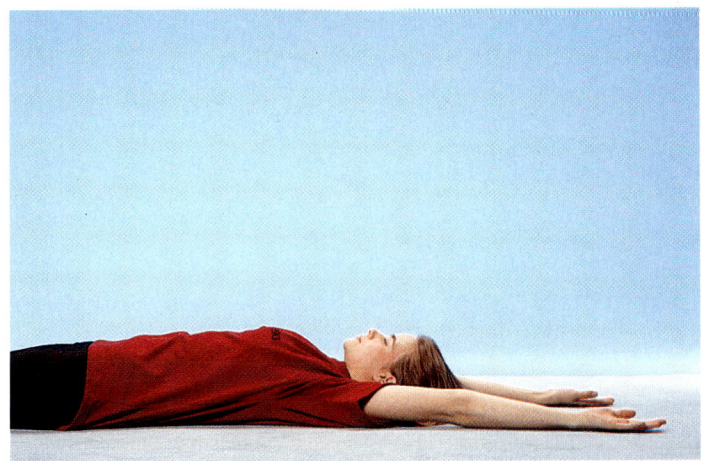

Dehnfähigkeit von Brust- und Schultermuskulatur (Stufe A)

Die Dehnfähigkeit der Brustmuskulatur

Im aufrechten Stand, mit leicht gebeugten Knien, falten Sie die Hände hinter dem Rücken. Ohne eine Einrollbewegung des Oberkörpers zuzulassen, führen Sie die gestreckten Arme langsam zur Decke. Bei Schulterproblemen ist Vorsicht geboten, die Übung ist gegebenenfalls auszulassen.

Stufe A: Die gestreckten Arme und der Rumpf bilden fast einen rechten Winkel.
Stufe B: Die Arme sind nur minimal angehoben.
Stufe C: Die Hände kommen nur unter großen Anstrengungen, mit gebeugten Armen, hinter dem Körper zusammen.

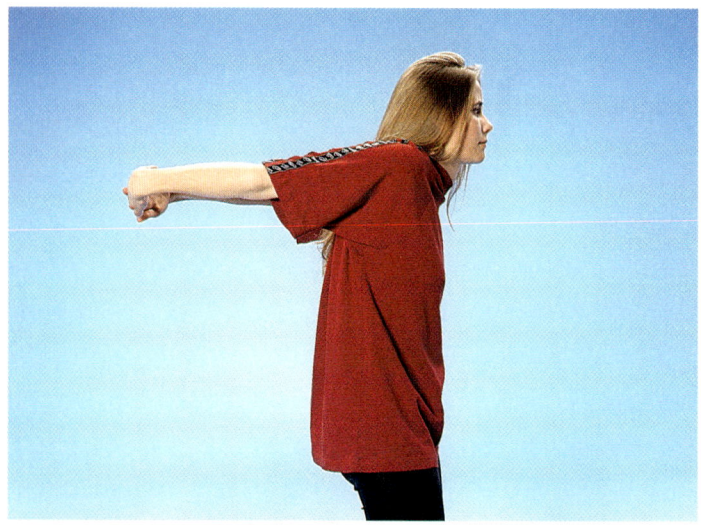

Dehnfähigkeit der Brustmuskulatur (Stufe A)

Die Dehnfähigkeit des Hüftbeugers

Legen Sie sich in Rückenlage auf einen Tisch oder eine Bank. Rutschen Sie so weit an die Kante, daß das Becken noch aufliegt. Ziehen Sie ein Bein zur Brust und fassen Sie mit beiden Händen die Oberschenkelrückseite. Das andere Bein wird gestreckt, die Fußspitze zum Körper herangezogen. Beobachten Sie die Stellung des ausgestreckten Beines.

Stufe A: Das gestreckte Bein liegt weit unterhalb der gedachten Verlängerung der Wirbelsäule.
Stufe B: Das Bein ist gestreckt, bildet jedoch nur eine Verlängerung der Wirbelsäule.

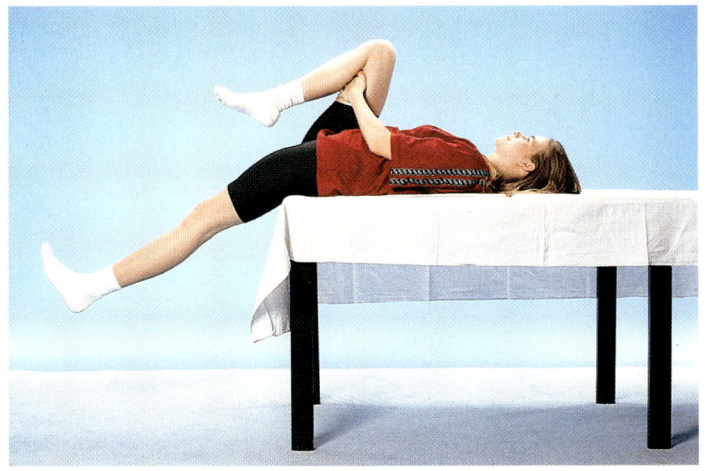

Dehnfähigkeit des Hüftbeugers (Stufe A)

Stufe C: Das Bein kann nicht ausgestreckt in die waagerechte Position gebracht werden.

Die Dehnfähigkeit der Oberschenkelvorderseite

Legen Sie sich auf den Bauch, winkeln Sie ein Bein an und umfassen mit der seitengleichen Hand das Fußgelenk. Der freie Arm und das freie Bein sind ausgestreckt. Versuchen Sie die Ferse des gebeugten Beines zum Gesäß zu ziehen. Bei Testpersonen mit Kniebeschwerden sollte

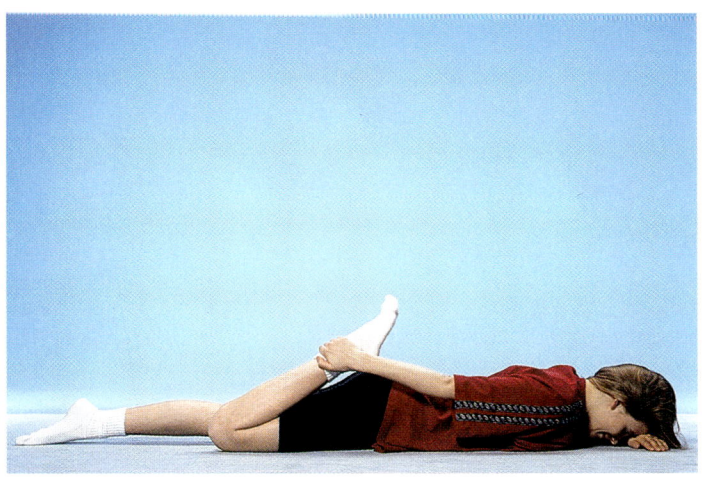

Dehnfähigkeit der Oberschenkelvorderseite (Stufe A)

diese Übung entweder vorsichtig durchgeführt oder ganz ausgelassen werden. Außerdem sollten Sie darauf achten, daß das Knie nicht verdreht oder der Rücken zur Seite kippt. Unter Umständen kann ein Handtuch, welches über den Fußrücken gelegt wird, den Test vereinfachen. Eine Nackenrolle oder ein schmal gefaltetes Handtuch unter dem Bauch kann das Kippen ins Hohlkreuz verhindern.

Stufe A: Die Ferse berührt das Gesäß. Knie und Rücken weichen nicht aus.
Stufe B: Die Ferse kann nur bis zu einem Abstand von zehn Zentimetern zum Gesäß herangezogen werden.
Stufe C: Es ist nur mit starken Ausweichbewegungen möglich, das Fußgelenk zu fassen. Der Abstand zwischen Ferse und Gesäß ist größer als zehn Zentimeter.

Die Dehnfähigkeit der ischiocruralen Muskulatur (Oberschenkelrückseite)

Legen Sie sich auf den Rücken und umfassen mit beiden Händen die Oberschenkelrückseite eines Beines. Das gehaltene Bein wird zur Decke gestreckt und zum Körper herangezogen. Das andere Bein bleibt ausgestreckt am Boden liegen.

Stufe A: Das zur Decke gestreckte Bein bildet einen rechten Winkel mit dem Oberkörper. Das andere Bein liegt fest am Boden.
Stufe B: Das Bein kann nicht vollständig durchgestreckt werden oder es steht nicht mehr senkrecht.
Stufe C: Das Bein kann nur gestreckt gehalten werden, wenn der Oberkörper eingerollt wird und abhebt.

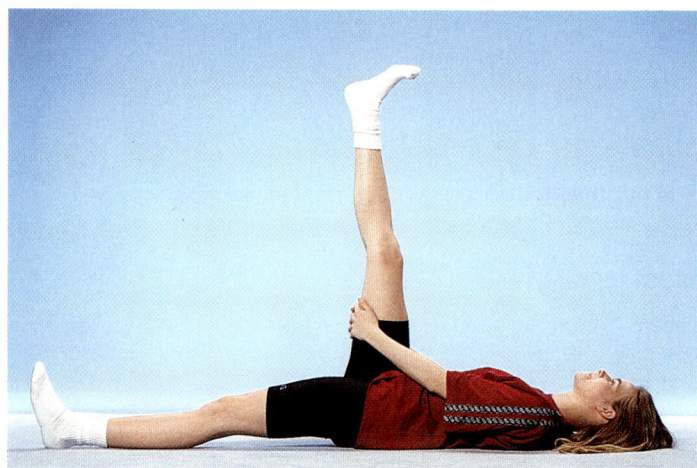

Dehnfähigkeit der ischiocruralen Muskulatur (Stufe A)

Krafttests

Die ventrale Halsmuskulatur

Legen Sie sich in Rückenlage mit angewinkelten Beinen auf einen Tisch. Rutschen Sie so weit an die Kante, daß die Schultern noch Kontakt mit dem Tisch haben, der Kopf jedoch über die Tischkante hinausragt. Der Kopf wird so gehalten, daß ein leichtes Doppelkinn entsteht, das heißt Kinn Richtung Brust ziehen. Überprüfen Sie, wie lange der Kopf in dieser Stellung gehalten werden kann.

Stufe A: Der Kopf wird länger als fünfzehn Sekunden in der korrekten Stellung gehalten.
Stufe B: Die Haltezeit beträgt weniger als fünfzehn Sekunden.
Stufe C: Es treten Probleme auf, den Kopf nur fünf Sekunden in der Position zu halten.

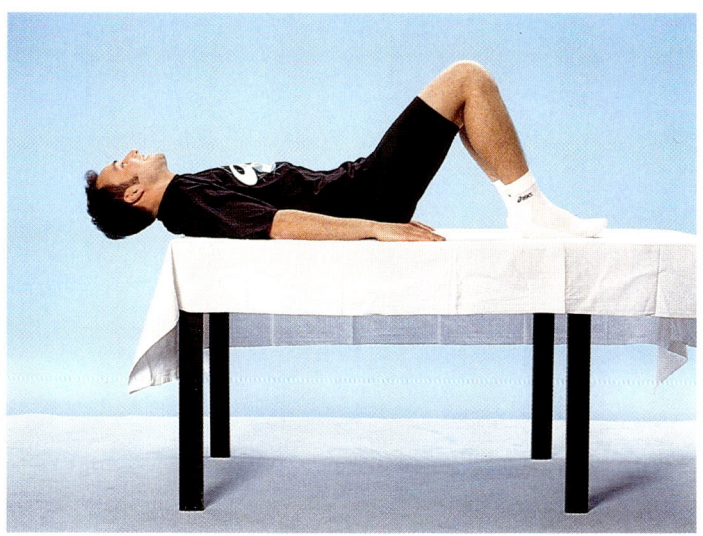

Test der ventralen Halsmuskeln (Endstellung)

Die Schultermuskulatur

Legen Sie sich in Rückenlage auf eine feste Unterlage. Die Füße werden aufgestellt, Hüft- und Kniegelenk sind rechtwinklig, die Arme werden in Schulterhöhe auf die Ellbogen gestützt. Heben Sie den Kopf vom Boden, ohne das Kinn zur Brust zu nehmen. Die Wirbelsäule wird leicht überstreckt. Durch Druck der Ellbogen in den Boden heben die Schultern ab. In der Endstellung haben nur noch die Ellbogen und das Gesäß Bodenkontakt.

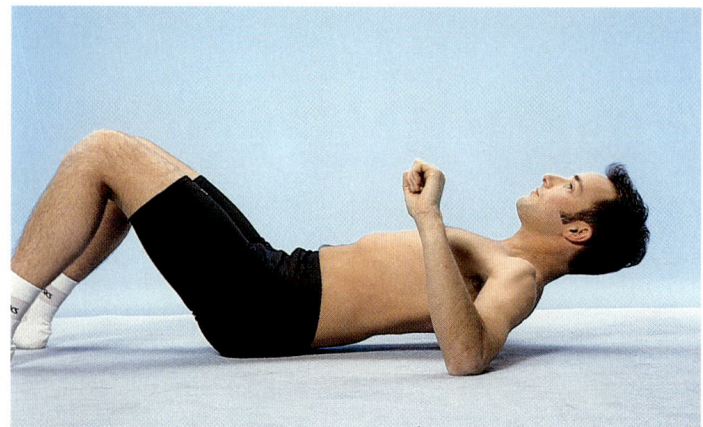

Test der Schultermuskeln (Endstellung)

Stufe A: Der Oberkörper wird länger als zehn Sekunden gehalten.
Stufe B: Der Oberkörper wird vom Boden gelöst, kann jedoch nicht gehalten werden.
Stufe C: Der Oberkörper kann nicht angehoben werden, es zeigt sich eine Einrollbewegung.

Die Bauchmuskulatur

Legen Sie sich in Rückenlage auf eine nicht zu weiche Unterlage. Die Beine werden im 90-Grad-Winkel aufgestellt, dabei sind die Fersen am Boden, die Fußspitzen zeigen zur Decke. Die Arme werden hinter dem Kopf verschränkt. Heben Sie den Kopf leicht an und schieben Sie den

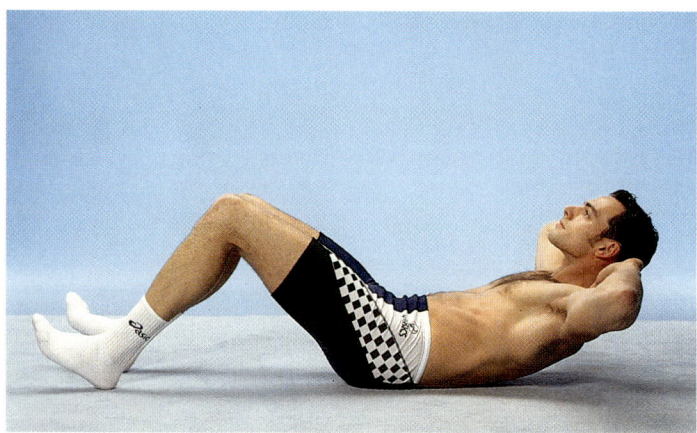

Test der Bauchmuskeln (Stufe A)

Hinterkopf nach oben (Doppelkinn). Versuchen Sie, die Schulter und das Schulterblatt abzuheben. Die Bewegungsausführung sollte sehr langsam erfolgen. Beim Abheben ausatmen, beim Abrollen einatmen.

Stufe A: Der Oberkörper ist so weit eingerollt, daß die Schulterblattspitzen den Boden nicht mehr berühren. Die Lendenwirbel bleiben fest auf der Unterlage. (Falls diese mit abheben, beanspruchen Sie nicht die Bauchmuskeln, sondern den Hüftbeuger.)
Stufe B: Die Schulterblätter können nur vom Boden gelöst werden, wenn die Fersen nicht mehr in den Boden drücken.
Stufe C: Nur der Kopf wird angehoben, die Schulterblätter liegen am Boden.

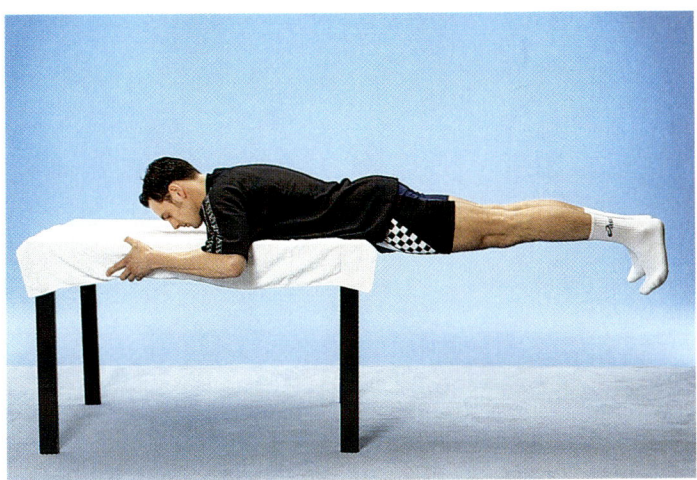

Test der Rückenmuskeln (Stufe A)

Die Rückenmuskulatur

Legen Sie sich in Bauchlage auf einen ausreichend hohen Tisch oder eine Bank. Achten Sie darauf, daß das Becken nicht aufliegt. Halten Sie sich mit den Händen an den Seiten fest und legen Sie die Stirn auf. Versuchen Sie nun, die Beine ohne Schwung gerade nach hinten wegzustrecken, bis Sie in eine waagerechte Position kommen (nicht höher), und versuchen Sie die Beine dort zu halten. Nicht mit Schwung hochfedern, vor allem nicht in eine verstärkte Lordose (Hohlkreuzhaltung) fallen.

Stufe A: Die Beine werden länger als zehn Sekunden in der waagerechten Position gehalten.
Stufe B: Die Beine werden weniger als zehn Sekunden gehalten.
Stufe C: Es treten Schwierigkeiten auf, die Beine in die Waagerechte zu bringen.

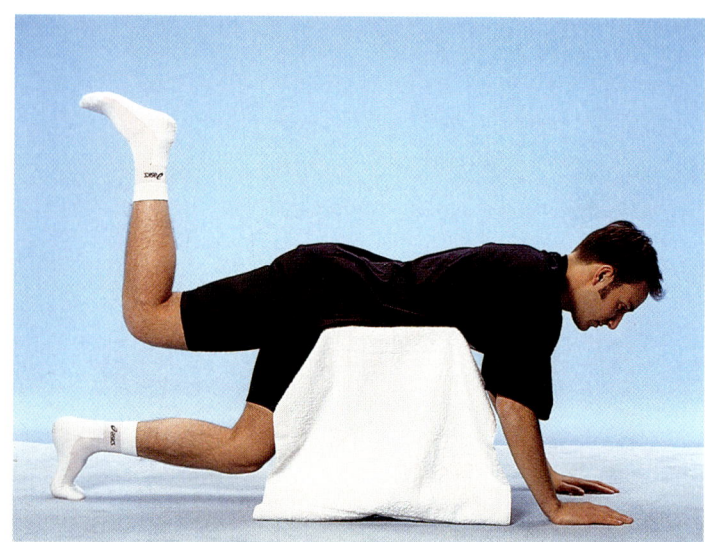

Test der Gesäßmuskulatur (Endstellung)

Die Gesäßmuskulatur

Legen Sie sich in Bauchlage auf einen Kasten oder Stuhl. Die Arme werden aufgestützt, die Unterschenkel liegen am Boden. Das Becken liegt auf, das Hüftgelenk ist frei beweglich. Ein Bein wird bis zur Waagerechten angehoben, ohne dabei die Beugestellung im Knie zu verändern. Versuchen Sie, diese Bewegung so oft zu wiederholen, bis die Kraft nachläßt. Der Kraftverlust macht sich durch schnelle Bewegungen oder deutliche Hohlkreuzbildung bemerkbar. Wenn es möglich ist, führen Sie den Test seitlich vor einem Spiegel durch.

Stufe A: Das Bein wird ohne Probleme mehr als zwanzigmal angehoben.

Stufe B: Das Bein wird weniger als zwanzigmal bis zur Waagerechten angehoben.

Stufe C: Probleme beim Anheben des Beines werden schon bei den ersten fünf Wiederholungen spürbar.

Bevor das Training, mit dem die durch die Muskelfunktionstests festgestellten Schwachpunkte behoben werden können, zur Sprache kommt, sollen zwei Maßnahmen nicht unerwähnt bleiben, die das aktive körperliche Training unbedingt ergänzen sollten.

Die Atemschule

Die Atmung ist ein kontinuierlicher Vorgang. Der Mensch kann wochenlang ohne Nahrung leben, einige Tage ohne Wasser, aber nur wenige Minuten ohne Sauerstoff. Der Körper gewinnt die erforderliche Energie durch Oxidation energiereicher Nahrungsstoffe im Innern der lebenden Zelle (Zellatmung, innere Atmung). Den nötigen Sauerstoff entnehmen die Zellen ihrer Umgebung. Den Vorgang der Sauerstoffaufnahme und Kohlendioxidabgabe bezeichnen wir als äußere Atmung. Die ausgeschiedene Menge an Kohlendioxid ist ein Maß für die Intensität der Atmung eines Menschen. Bei körperlicher Arbeit oder beim Sport benötigt der Organismus mehr Sauerstoff. Es kommt zu einer Anpassung der Atmungsvorgänge, die sich in der Zunahme der Atemfrequenz und des Atemzugvolumens zeigt.

Die Einstellung der Atmung geschieht weitgehend unwillkürlich und unbewußt über das autonome Nervensystem. Sie kann aber, als einzige organische Einheit, auch willkürlich gesteuert werden. Jeder Mensch kann bewußt den Atem anhalten, tief einatmen oder kurze schnelle Atemzüge durchführen.

Die Atmung kann auch durch positive Reize stimuliert werden. Dazu gehören zum Beispiel: Bewegung, richtige Ernährung, Körperpflege und Körperkontakt, saubere, frische Luft, gesunde Arbeitsbedingungen, klare Gedankenführung, Entspannungs- und Anspannungsphasen. Überdenken Sie einmal, wieviel Reize derzeit bei Ihnen gegeben sind, vielleicht zwei oder drei? Ihr Fehlen bedeutet den Verlust der gesunden körperbewußten Atmung.

Aus dem Kapitel über die Muskulatur des Stammes kennen wir bereits die Atemhilfsmuskeln (s. S. 21 ff.). Einige Muskeln helfen bei der Einatmung, andere unterstützen die Ausatmung. Die normalen Atembewegungen bestehen weitgehend aus Kontraktionen der Zwischenrippenmuskeln und des Zwerchfells. Es wird unterschieden zwischen Bauch- und Brustkorbatmung. Die **Bauchatmung** ist erkennbar an einer Weitung des Rumpfes. Der Bauch bläht sich auf, was durch die Bewegung des Zwerchfells verursacht wird. So atmet man richtig. Die **Brustkorbatmung** zeigt sich in einem deutlichen Heben und Senken des Brustkorbes. Diese Form des Atmens ist unökonomisch, da durch das Anheben des Brustkorbs nicht mehr Platz für die Lungen geschaffen wird. Gesundes Atmen können Sie üben, in dem Sie sich auf den Rücken legen, die Handflächen liegen auf dem Bauch. Achten Sie darauf, daß sich die Bauchdecke beim Einatmen hebt und beim Ausatmen wieder senkt.

Der Atemrhythmus läßt sich in drei Phasen einteilen. Die Einatmung, gefolgt von einer Atempause mit anschließender Ausatmung. Die Pause wird von uns bei normaler Atmung nicht wahrgenommen. Erst wenn die Pausendauer durch einen Streßzustand verkürzt wird, fällt uns das unangenehm auf. Durch **Entspannungsverfahren** kann der natürliche Atemrhythmus wiederhergestellt werden. Wir gewährleisten dadurch eine bessere Versorgung des Organismus.

Das Luftanhalten bei Aktivitäten mit hohem Kraftaufwand bringt den Atemrhythmus ebenfalls durcheinander. Bei der **Preßatmung** wird die eingeatmete Luft durch Kontraktion der Rumpfmuskulatur komprimiert und gegen die geschlossene Stimmritze gedrückt. Durch den Druck wird der venöse Rückstrom des Blutes aus der Körperperipherie zum Herzen beeinträchtigt. Die Folgen sind der Abfall des Herzminutenvolumens, eine Blutdruck- und Herzfrequenzsteigerung. Im schlimmsten Fall kann Preßatmung zum Kollaps führen. Bei sportlichen Belastungen sollte so lange wie möglich ruhig und gleichmäßig geatmet werden. Für Kräftigungsübungen gilt: Bei Belastung einatmen und in der Entlastungsphase ruhig ausatmen. Halten Sie anfangs den Mund leicht geöffnet, das Risiko der Preßatmung ist so ausgeschlossen.

Der Organismus holt sich Luft, wenn Sauerstoff benötigt wird. Optimal ist die Einatmung durch die Nase, da die Luft durch die Nasenhaare gereinigt wird, eine Erwärmung auf Zimmertemperatur erfolgt, die Luft befeuchtet wird und eine Prüfung durch die Riechnerven erfolgt. Die Ausatmung geschieht durch den Mund. Dabei kann es hilfreich sein, etwas lauter auszuatmen. Die Atmung wird durch die Bewegungsabfolge rhythmisiert. Die Bewegungen sollten nicht zu schnell durchgeführt werden, weniger Geschwindigkeit bedeutet genauere Bewegungsmuster und höhere Kraftanstrengung.

Um die gesunde Atmung wieder zu erlernen oder die Atemtiefe zu verstärken, können Sie einige Übungen durchführen:

• Versuchen Sie in angenehmer Sitzposition einen Atemrhythmus zu finden. Atmen Sie die Luft ein und zählen Sie dabei bis vier, in der folgenden Atempause zählen Sie bis zwei. Die Ausatemphase wird wiederum mit vier und die Atemruhe mit zwei Zählzeiten rhythmisiert. Nach einiger Übungszeit kann der Rhythmus auf 6-3-6-3 oder 8-4-8-4 verlängert werden.

- Ausgangsstellung ist der Sitz auf einem Hocker oder Pezziball. Der Oberkörper ist zusammengesunken, das bedeutet, die Wirbelsäule formt einen Rundrücken. Die ersten Atembewegungen werden in dieser Stellung durchgeführt. Anschließend richtet sich die Wirbelsäule bei jeder Einatembewegung etwas weiter auf. Wir spüren, daß eine aufrechte Position die Atmung begünstigt.

- In der Entspannungsposition der Stufenlagerung (Rückenlage, Unterschenkel liegen auf dem Stuhl) legen Sie sich einige Bücher auf den Bauch. Atmen Sie ruhig und gleichmäßig in der Bauchatmung. Mit Hilfe des Gewichtes erzwingen Sie so eine flache Atmung. Legen Sie die Bücher nach einiger Zeit zur Seite. Sie werden bemerken, daß die Atmung sich beruhigt und vertieft.

- Die Nasenatmung ist bekannt aus dem Yoga. Im Sitz oder aus der Rückenlage verschließen Sie mit einem Finger das rechte Nasenloch. Durch das linke Nasenloch saugen Sie möglichst ruhig Luft ein. Mit dem Daumen verschließen Sie nun das linke Nasenloch. Gleichzeitig öffnen Sie das rechte und atmen aus. Nach kurzer Atemruhe wird durch das rechte Nasenloch ein- und links ausgeatmet. Die Atemfolge mehrmals wiederholen.

> Die bewußte Atmung spielt im Bereich der Entspannung eine sehr wichtige Rolle. Denn durch eine ruhige gleichmäßige Atemfrequenz wird die Herzfrequenz herabgesetzt und damit der Körper indirekt zur Ruhe gezwungen.

Die Entspannung

Die Entspannung ist ein ebenso wichtiger Teil des Rückentrainings wie die aktive Therapie. Hauptziel der verschiedenen Entspannungsverfahren ist die Lockerung verkrampfter und verspannter Muskulatur. Der Zusammenhang zwischen Geist und Körper soll bewußt erfahren werden.

> Kempf definiert Entspannung als einen Zustand des ganzheitlichen Wohlbefindens, einer psychischen und physischen Gelöstheit. Als Regenerationsmaßnahme wirkt Entspannen entstressend und gibt das Gefühl der inneren Ruhe und Zufriedenheit. Verbrauchte Kräfte werden wieder aufgefüllt.

Steht ein Mensch ständig unter Hochspannung, zum Beispiel durch beruflichen und privaten Streß, wird der Organismus zusammenbrechen. Die zwei Pole des Lebens, Spannung und Entspannung, müssen in einem Gleichgewicht stehen.

Die Veränderungen dieses Gleichgewichts im Organismus werden durch einen Teil des vegetativen Nervensystems gesteuert. Der **Sympathikus** bereitet den Körper auf Belastungen vor. Durch Ausschüttung bestimmter Stoffe (zum Beispiel Adrenalin) werden die Herzfrequenz gesteigert, die Muskulatur aktiviert und durchblutet, die Atmung und der Blutdruck gesteigert. Dieser auf Leistung ausgerichtete (sympathikone) Typ kann umgewandelt werden in einen auf Erholung ausgerichteten (vagotonen) Typ.

Der Parasympathikus oder **Vagus** wirkt folgendermaßen auf unseren Körper:

- Abnahme der Atemfrequenz
  Die Abnahme der Atemfrequenz bedingt eine Zunahme der Atemtiefe und eine Verlagerung der Atembewegung zur Bauchatmung.
- Abnahme der Herzfrequenz und des Blutdrucks
  Der Grundumsatz ist herabgesetzt, die Arbeit unseres Herz-/Kreislaufsystems wird reduziert und damit ökonomisiert.
- Abnahme der Muskelspannung
  Die Muskulatur besitzt eine sogenannte Grundspannung. Entspannungstechniken führen zu einer Desensibilisierung der Muskelspindeln, was eine Reduktion des Tonus bewirkt. Der Muskeltonus kann dabei sogar unter den Grundtonus absinken.
- Erweiterung der Gefäße (Vasodilatation)
  Die Abnahme der sympathischen Aktivität führt zu einer Erweiterung der Blutgefäße in der Peripherie. Das erzeugte Wärmegefühl kann wahrgenommen werden durch Kribbeln in Händen und Beinen.
- Veränderung der Gehirnwellen
  Sämtliche Denkvorgänge erfolgen in unserem Gehirn über die Weiterleitung von elektrischen Impulsen. Das sogenannte EEG (Elektroenzephalogramm) kann diese Impulse aufzeichnen. Die Auswertung des EEGs hat ergeben, daß Entspannung zu einer Herabsetzung der Hirnstromaktivitäten und damit zu einem schlafähnlichen Zustand führt.
- Reduktion des Energieverbrauchs
  Der Energieverbrauch kann durch die verringerte Aktivität des Organismus um bis zu dreißig Prozent reduziert werden.

Bevor die Massage als eine ausgezeichnete Entspannungsmethode zur Sprache kommt, sollen zwei Entspannungspositionen erläutert werden. Sie können bei akuten Rückenschmerzen eingenommen werden. Verweilen Sie zehn bis fünfzehn Minuten in der Lage, werden die Bandscheiben und Wirbelgelenke entlastet, der Schmerz läßt nach.

Entspannungspositionen

Die sogenannte **Stufenlagerung** bringt besonders der Lendenwirbelsäule die bestmögliche Entlastung. Der Oberkörper liegt flach auf einer nicht zu harten Unterlage. Der Nacken wird durch ein gerolltes Hand-

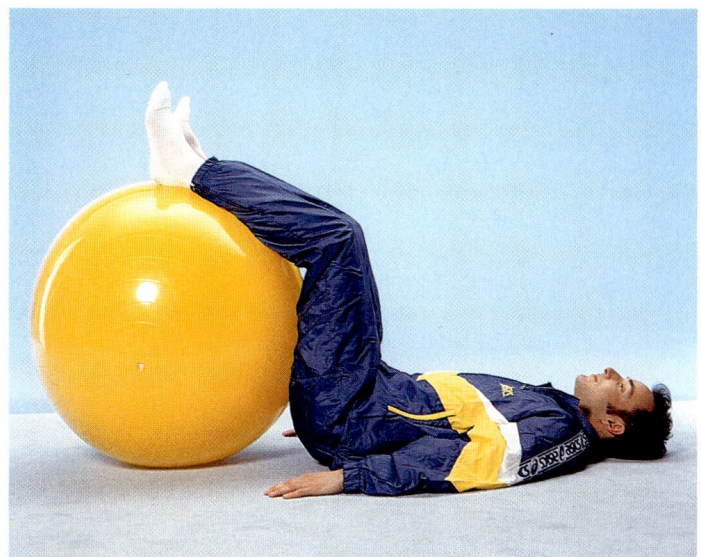

Entspanntes Liegen in der Stufenlagerung

tuch oder ein Nackenkissen gestützt. Die Beine werden angewinkelt (Knie und Hüfte bilden jeweils einen rechten Winkel), die Unterschenkel liegen auf einem Pezziball, Stuhl oder Hocker. Aufgrund der Beugung im Hüftgelenk wird das Becken gekippt, die Lordose (Hohlkreuz) entlastet.

Die zweite Entspannungsposition ist der **Droschkenkutschersitz**. Es handelt sich dabei um eine Sitzposition am Boden. Die Beine sind angewinkelt aufgestellt, die Arme liegen auf den Knien und der Kopf hängt locker, das bedeutet, das Kinn zieht zur Brust.

Die Massage

Für die Massage benötigen Sie einen Massage-Igel oder einen Rückenspatz. Der Massage-Igel ist zur Fuß-, Selbst- und Partnermassage, der Rückenspatz (Holzball mit vier Holzfüßen, an deren Enden wiederum Kugeln stecken) vor allem zur Partnermassage geeignet.

Bei der **Fußmassage** mit dem **Massage-Igel** können Sie sich entweder hinstellen oder auf einen Stuhl setzen. Ziehen Sie die Schuhe aus und legen Sie den Igel-Ball unter die Fußsohle. Aufgrund der großen Sensibilität der Fußsohlen beginnen Sie zunächst mit sanftem Druck und kreisenden Bewegungen über dem Igel. Wenn Sie sich an den Ball gewöhnt haben, können Sie Ihren Empfindungen entsprechend den Druck erhöhen. Achten Sie aber auf die begrenzte Belastbarkeit des Balles.

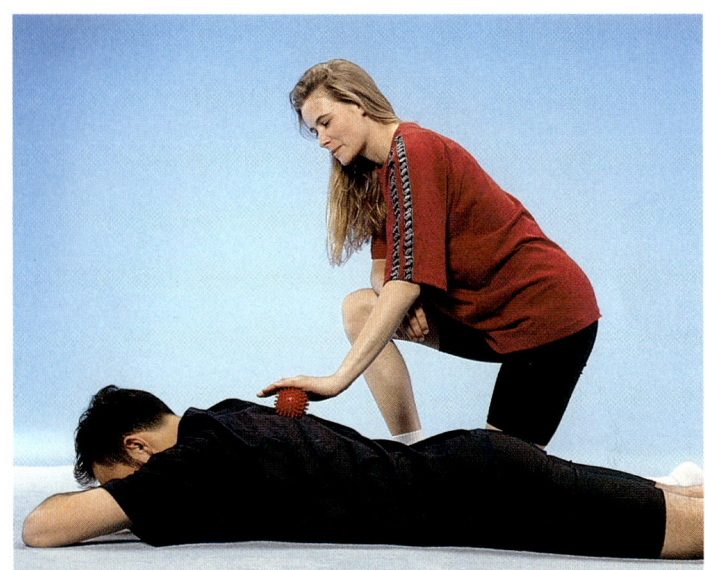

Partnermassage mit dem Massage-Igel

Bei der **Selbstmassage** gibt es mehrere Möglichkeiten. Zum einen können Sie den Igel im Sitzen in kreisenden Bewegungen unter leichtem Druck über die Muskulatur von Armen und Beinen führen. Zum anderen können Sie sich mit dem Rücken an eine Wand stellen und den Igel zwischen Körper und Wand festhalten. Durch kleine rollende Bewegungen massieren Sie so die Rücken- und Gesäßmuskulatur.

> Verzichten Sie darauf, den Massage-Igel direkt über die Wirbelsäule zu führen. Statt dessen sollten rollende Bewegungen rechts und links der Wirbelsäule die langen und oft verspannten Rückenstrecker massieren.

Bei der gesamten Massage im Stand wird der Rücken gerade gehalten und die Bewegung aus den Beinen heraus ausgeführt.
Ideale Entspannung ist durch eine **Partnermassage** möglich. Legen Sie sich möglichst entspannt auf den Bauch. Mit dem von Ihnen gewünschten Druck kann der Partner den Massage-Igel in kleinen, kreisenden ruhigen Bewegungen über die Muskelpartien von Schulter und Nacken, Rücken, Arme und Gesäß führen.

> Vermeiden Sie dabei, lange oder unter starkem Druck über die Knochen zu rollen, dies kann unter Umständen zu Entzündungen der Knochenhaut führen.

Falls Sie noch keinen Igelball zur Verfügung haben, können Sie die Massage auch mit einem Tennisball durchführen, die Wirkung ist jedoch nicht so intensiv.

Der **Rückenspatz** ist so aufgebaut, daß eine optimale **Massage der langen Rückenstrecker** möglich ist. Legen Sie sich entspannt auf den Bauch und setzen Sie die Füße des Übungsgerätes so auf, daß der Kopf des Rückenspatzes genau über der Wirbelsäule liegt. Beginnen Sie zunächst mit leichtem Druck die Wirbelsäule des Partners auf- und abzufahren. Die Partnermassage kann ebenfalls im Sitzen auf einem Hocker oder Pezziball durchgeführt werden. Je nach Absprache können Sie den Druck variieren. Sie werden feststellen, daß es sich um eine außergewöhnlich entspannende und wohltuende Massage handelt, die auch ohne große Vorkenntnisse von jedem durchgeführt werden kann.

3

Kapitel 4
Das Krafttraining

Wie bereits dargelegt wurde, weist unser Körper einige Muskelschwächen auf. Durch ein gezieltes Kräftigungsprogramm (siehe Kapitel 9) ist es möglich, die muskulären Defizite zu kompensieren. Ein gutes Rumpfmuskelkorsett entlastet die Wirbelsäule und kann Rückenbeschwerden vorbeugen.

Diese physikalischen Gesetze der Kraft sind auf den biologischen Bereich nicht übertragbar. Vergleicht man unter dem Aspekt der Kraft Sportarten wie Gewichtheben oder Ringen und die Wurfdisziplinen der Leichtathletik, fällt auf, daß alle diese Sportler Kraft benötigen, während aber die Gewichtheber oder Ringer einen hohen Anteil an statischer Kraft aufbringen müssen, überwiegt bei den Werfern die Schnellkraft.

Eine eindeutige Definition des Kraftbegriffs im biologischen Sinne ist also nicht möglich. Man differenziert daher beim Krafttraining je nach Beanspruchung
- statische Maximalkraft
- dynamische Maximalkraft
- Schnellkraft
- Kraftausdauer

Die **statische Maximalkraft** beschreibt die größtmögliche Kraft, die das Nerv-Muskel-System bei willkürlicher Kontraktion gegen einen *unüberwindlichen Widerstand* auszuüben vermag. Die **dynamische Maximalkraft** ist die größtmögliche Kraft, die das Nerv-Muskel-System bei willkürlicher Kontraktion *innerhalb eines Bewegungsablaufes* erzielen kann.

Die statische Maximalkraft ist immer größer als die dynamische. Eine maximale Kraft kann nur dann auftreten, wenn sich die Belastung (Grenzlast) und die Kontraktionskraft des Muskels das Gleichgewicht halten. Die Maximalkraft ist nach Weineck (1990) von folgenden Komponenten abhängig:
- vom physiologischen Muskelquerschnitt
- von der intermuskulären Koordination (Koordination zwischen den Muskeln, die bei einer Bewegung zusammenarbeiten)

- von der intramuskulären Koordination (Koordination innerhalb eines Muskels)

Die Energie für die muskuläre maximale Arbeit liefern innerhalb weniger Sekunden die energiereichen Phosphate (ATP = Adenosintriphosphat und KP = Kreatinphosphat). Eine bis zur Erschöpfung durchgeführte maximale Belastung führt zu einer Übersäuerung (Laktat = Milchsäureanstieg).

Die **Schnellkraft** kann beschrieben werden als Überwindung eines Widerstandes mit höchstmöglicher Geschwindigkeit. Dabei kann es vorkommen, daß die Schnellkraft einer Person in den Extremitäten unterschiedlich ausgebildet ist. Ein Boxer beispielsweise kann über schnelle Arm-, aber langsame Beinbewegungen verfügen. Für den Bereich des Rückentrainings ist die Schnellkraft bedeutungslos. Schnelle Bewegungen mit viel Schwung und ohne Körperkontrolle sind uneffizient.

Als **Kraftausdauer** bezeichnet man die Ermüdungswiderstandsfähigkeit des Organismus bei langandauernden Kraftleistungen. Die Energiebereitstellung erfolgt nicht ausschließlich durch energiereiche Phosphate, sondern zusätzlich durch Kohlenhydrate (Glykolyse). Dauert die Belastung länger als etwa acht Minuten an, spielt auch die Fettverbrennung eine Rolle.

Weiterhin unterscheidet man allgemeines von lokalem Krafttraining. **Lokales Krafttraining** umschreibt den Einsatz von weniger als einem Sechstel bis ein Siebtel der gesamten Skelettmuskulatur, zum Beispiel das Training eines Beines. Werden mehr als ein Sechstel bis ein Siebtel der Muskulatur zur Verrichtung der Arbeit eingesetzt, spricht man von einem **allgemeinen Krafttraining**.

Statisches Krafttraining

Das statische oder isometrische Krafttraining ist eine willkürlich ausgeführte Anspannung eines Muskels gegen einen fixierten Widerstand bei einer bestimmten Gelenkposition. Bei dieser Trainingsmethode kommt es zu keiner sichtbaren Kontraktur wie beim dynamischen Training.

Im Bereich der Krankengymnastik wird das statische Krafttraining eingesetzt, um stark atrophierte (zurückgebildete) Muskeln wieder aufzutrainieren. Im Sportbereich dient diese Trainingsform besonders der Kräftigung der stabilisierenden Muskulatur. Da die Funktion der Rumpfmuskulatur in erster Linie die Aufrechterhaltung der Wirbelsäule ist, spielt sie für das Rückentraining eine entscheidende Rolle.

Für die Durchführung des Trainings stellen sich folgende Fragen:
- Wie groß muß die Belastungsintensität sein?
- Wie lange muß die Belastung andauern?
- Wie oft muß die Belastung wiederholt werden?

Hollmann/Hettinger beantworteten diese Fragen für untrainierte Personen folgendermaßen:

Werden bestimmte Muskelgruppen mit einer Kraft angespannt, die etwa 20–30 Prozent der maximalen statischen Kraft (Belastungsniveau im Alltag) beträgt, kommt es weder zu einem Verlust noch zu einer Zunahme der Kraft. Untersuchungsergebnisse besagen, daß bereits die Ruhigstellung eines Muskels im Gipsverband (8 Tage) einen Kraftverlust von 20 Prozent bedeutet, bei einer 14tägigen Stillegung sind es etwa 25 Prozent. Der Kraftverlust tritt also sehr schnell ein, je weniger Sie sich bewegen, desto schlaffer werden Sie, eine Tatsache, die man im übrigen auch bei Bettlägerigen bedenken sollte.

Bei einer **Belastungsintensität** von mehr als 30 Prozent der maximalen statischen Kraft zeigt sich eine langsame, aber stetige Zunahme der Muskelkraft.

Der maximal mögliche Trainingsreiz wird bei einer Anspannungsintensität von 50–70 Prozent der Maximalkraft erzielt.

Das isometrische Training bietet mit einem Minimum an Zeitaufwand ein Maximum an Trainingseffekt. Kurzfristige Muskelspannungen, wie sie zum Beispiel bei einer Reflexkontraktion auftreten, bringen keinen Trainingseffekt, andererseits muß ein Muskel aber auch nicht so lange angespannt werden, bis er völlig erschöpft ist. Die relativ schnelle Ermüdung des Muskels beruht auf der kontinuierlichen Kompression der Blutgefäße. Anspannung bedeutet eine Verkürzung und zugleich Verdickung des Muskelgewebes. Das mit Sauerstoff angereicherte Blut kann das Gewebe nicht erreichen und die entstehenden Ermüdungsstoffe können nicht abtransportiert werden.

Um einen hohen Trainingsreiz zu erzielen, sollte die **Anspannungsphase** drei bis sechs Sekunden dauern.

Besonders Untrainierte sind oftmals nicht in der Lage, eine maximale Muskelspannung aufzubauen, das heißt die geschützten Leistungsreserven freizusetzen. Daher sollte bei geringerer Spannung die Belastungszeit entsprechend verlängert werden. Anfänger sollten eine Beanspruchungsphase zwischen sechs und zwanzig Sekunden wählen. Ungeübte Sportler erzielen mit fünf Trainingsreizen pro Tag den maximal möglichen Effekt.

Trainiert man einmal täglich, beträgt der **Trainingseffekt** immer noch 80 bis 85 Prozent dessen, was optimal möglich ist. Eine Reduktion des Trainings auf einmal in der Woche bedeutet etwa 40 Prozent.

Bei einem isometrischen Training alle vierzehn Tage läßt sich kein Trainingserfolg nachweisen. Die kurzzeitig erfolgte Kraftzunahme geht wieder verloren.

Für trainierte Menschen oder gar Leistungssportler gilt: je höher der Leistungsstand, desto größer muß die aufzuwendende Muskelkraft sein. Die Trainingserfolge sind nicht so deutlich zu spüren, da der Sportler bereits an seinen Leistungsgrenzen trainiert, das isometrische Training dient meist nur als Ergänzung.

Abschließend sind die Vor- und Nachteile des statischen Trainings zusammengefaßt:

Vorteile

- einzelne Muskelgruppen können gezielt trainiert werden (auch von Bettlägerigen)
- wenig Zeit- und Hilfsmittelaufwand
- kann aufgrund der kurzen Belastungsphase auch von Herzkranken durchgeführt werden
- Muskelverspannungen können durch systematischen Wechsel von Anspannung und Entspannung gelöst werden
- fördert vornehmlich die Ausbildung der langsamen Muskelfasern

Nachteile

- es erfolgt keine koordinative Schulung von Bewegungsabläufen
- ein ausschließlich statisch trainierter Muskel wird dynamischen Kraftanforderungen nicht optimal gerecht
- Fehlstellung wie falsche Haltung oder Gelenkwinkel erzeugen Überlastungsschmerzen

Dynamisches Krafttraining

Beim dynamischen Krafttraining unterscheidet man zwischen konzentrischen und exzentrischen Bewegungsabläufen. Beim konzentrischen Training wird ein Widerstand überwunden, der Muskel verkürzt sich, Ansatz und Ursprung des Muskels nähern sich an. Wird einem Widerstand langsam und kontrolliert nachgegeben, spricht man von exzentrischem Training.

Im Sport erfolgt die Vergrößerung der Muskelkraft meistens durch dynamisches Training. Wie bei der statischen Kraftarbeit sind auch bei dieser Trainingsform einige Punkte zu beachten:

- die Belastungsintensität (Widerstandsgröße)
- die Bewegungsschnelligkeit
- die Bewegungswiederholungen

- die Bewegungsserien
- die Pausendauer

Die **Belastungsintensität** sollte ebenso groß sein wie beim statischen Krafttraining. Beim Einsatz des Therabandes sollten Sie daher darauf achten, daß die Bandstärke nicht zu fest ist. Eine vollständige Bewegungsausführung ohne Ausweichbewegungen ist Voraussetzung für ein optimales dynamisches Training.

> Die **Geschwindigkeit** sollte so gewählt werden, daß eine ruhige und gleichmäßige Atmung möglich ist (Belastung–Ausatmen, Entlastung–Einatmen).

Arbeiten Sie zu schnell, wird die Kraft nicht aus dem Muskel genommen, sondern es wird mit Schwung gearbeitet. Außerdem wird durch ein zu schnelles Bewegungsmuster das Zentralnervensystem irritiert, was die Koordination behindert. Bei ruhigem Tempo ist eine größere Anspannungszeit gegeben, der Kraftzuwachs damit größer. Die Bewegungsmuster werden deutlicher durchgeführt. Zu beachten ist weiterhin, daß die natürliche Bewegungsfrequenz in distalen (entfernten) Gelenken höher ist als in proximalen (körpernahen). Bewegungen des Fußgelenkes können schneller durchgeführt werden als Bewegungen der Hüfte.

Zudem ist die Bewegungsgeschwindigkeit dafür verantwortlich, welche Muskelfasern überwiegend trainiert werden. Die langsamen (slow-twitch) Muskelfasern werden durch einen geringen Widerstand und langsame Bewegung angesprochen. Die schnellen (fast-twitch) Fasern werden überwiegend bei hoher Geschwindigkeit und hohem Widerstand trainiert.

> Die **Wiederholungszahlen** für die Übungen richten sich nach dem Trainingsziel, und danach, welche Trainingsgeräte Sie zur Verfügung haben.

Trainieren Sie beispielsweise mit oder am Pezziball, ist Ihr ganzes Körpergewicht das Trainingsgewicht. Anfangs sind bereits wenige Wiederholungen mühsam, nach einigen Trainingswochen müssen Sie die Anzahl der Wiederholungen jedoch steigern, bevor Sie eine Muskelbeanspruchung wahrnehmen. Die Muskulatur hat sich an das Gewicht und die Bewegung gewöhnt. Unter Trainingsziel sind die verschiedenen Formen der Kraft zu verstehen: die Kraftausdauer, die Maximalkraft oder die Schnellkraft. Die Kraftausdauer wird mit zwanzig bis dreißig Wiederholungen in ruhiger und gleichmäßiger Geschwindigkeit trainiert. Der Widerstand muß so gewählt werden, daß dabei erste Ermüdungserscheinungen auftreten. Die Maximalkraft kann im dynamischen Bereich mit Wiederholungen zwischen 8 und 10 trainiert werden. Zeitlupentempo und hoher Widerstand sind Voraussetzung. Besonders wichtig beim Training der Schnellkraft ist die maximale Geschwindigkeit, bei mittlerem Gewicht und zwischen zehn bis zwanzig Wiederholungen. Wie die Maximalkraft ist aber auch die Schnellkraft für Hobbysportler nicht so wichtig, da keine Leistungsvergleiche (Sprints auf Zeit oder Gewichtheben) durchgeführt werden.

Als optimal hat sich das Training einer Muskelgruppe erwiesen, wenn es in mehreren **Serien** durchgeführt wird. Der Muskel wird dabei nicht bis zur Erschöpfung trainiert, sondern mit Unterbrechungen.

> Um den Zustand der völligen Erschöpfung zu vermeiden, sollte in mehreren Sätzen mit wenig Wiederholungen trainiert werden.

Statt vierzig Wiederholungen am Stück sollten Sie lieber drei Serien mit achtzehn bis zwanzig Wiederholungen durchführen (siehe Gesundheitsbegleiter).

Die **Pausenzeit** kann ebenfalls nicht generell veranschlagt werden. Je nach Trainingsziel und Erschöpfungszustand kann die Pause zwischen dreißig Sekunden und fünf Minuten betragen.

4

> Entscheidender Faktor ist die Puls- oder Herzfrequenz, da auf den individuellen Trainingszustand Rücksicht genommen werden muß. Ist der Herzschlag nach einer Kraftbeanspruchung auf Werte von hundert Schlägen pro Minute abgesackt, kann von einer Erholung gesprochen werden.

Sie werden feststellen, daß das nach einer maximalen Beanspruchung länger dauert als beim Training der Kraftausdauer. Weitere Hinweise für das individuelle statische und dynamische Training finden Sie im Übungsteil und im Gesundheitsbegleiter.

Betrachten wir abschließend die Vor- und Nachteile des positiv dynamischen Trainings.

Vorteile

- Verbesserung des neuromuskulären Zusammenspiels
- spezielle Bewegungen können durch Imitationsübungen geübt werden, entsprechende Muskeln werden trainiert
- verschiedene Ziele können erreicht werden: Steigerung der Maximalkraft, Kraftausdauer und Schnellkraft

Nachteile

- Trainingsreize oft unterschwellig, Muskelspannung zu kurz gehalten, um Anpassungsreaktion auszulösen
- bei einigen Bewegungen wird nur ein kleiner Teil der Muskelfaser innerviert, dies führt zu einer geringeren Maximalkraftentwicklung

- ungünstige Hebel oder Gelenkwinkel beanspruchen die Muskulatur, die am Beginn der Bewegung eingesetzt wird, sehr stark, die am Ende der Bewegung benötigte jedoch kaum

Schädigungen durch ein Krafttraining

Ein wichtiger Grundsatz bei der Durchführung eines Krafttrainings ist: Je schneller Kraft gewonnen wurde, desto schneller geht sie verloren. Versuchen Sie also nicht in vier Wochen all das nachzuholen, was Sie die letzten Jahre versäumt haben. Planen Sie Ihr Übungsprogramm sorgfältig. Ein langsam gesteigertes und gut dosiertes Programm baut die Muskulatur allmählich auf. Ein übertriebenes Krafttraining birgt darüber hinaus viele Verletzungsgefahren.

Als Anfänger sollten Sie beim Krafttraining folgende Grundsätze beachten:
- Wärmen Sie sich vor Trainingsbeginn gut auf.
- Überschätzen Sie Ihre eigene Leistung nicht.
- Überprüfen Sie Ihre Ausgangsstellung sorgfältig.
- Beachten Sie die Regeln der Rückenschule.
- Trainieren Sie niemals einseitig.
- Trainieren Sie nicht bis zur Erschöpfung.
- Legen Sie in den Übungspausen und nach dem Training Entspannungsphasen ein.
- Hören Sie auf Ihre Körpersignale.

Das **Aufwärmen** vor einem Krafttraining ist besonders wichtig, um die Muskulatur und das Herz-Kreislauf-System auf die kommende Belastung vorzubereiten. Trifft eine Belastung auf einen unvorbereiteten, fast blutleeren Muskel, kann dieser nur mit verminderter Leistung reagieren. Es kann im schlimmsten Fall zu kleinen Muskelrissen, Zerrungen oder ein bis zwei Tage später zu Muskelkater führen.
Benutzen Sie für Ihr Training fremde Hilfsmittel wie Therabänder oder Hanteln, die mit unterschiedlichen Zugstärken oder Gewichten zu erwerben sind, sollten Sie nicht gleich mit höchsten Widerständen beginnen. Oftmals überschätzt sich der Trainierende, da das Gewicht beim einmaligen Durchführen der Bewegung gering erscheint. Wenn das Training in vollem Umfang (acht bis zehn Wiederholungen in vier bis fünf Serien) absolviert wird, kommt es meist zu Ausweichbewegungen. Beginnen Sie in den ersten Trainingseinheiten bewußt mit leichteren Bändern und tasten Sie sich langsam an Ihre **Leistungsgrenze** heran.
Eine fehlerhafte **Ausgangsstellung,** bei der zum Beispiel alle Gelenke durchgestreckt sind und die Wirbelsäule eine deutliche Rundrücken- oder Hohlkreuzform zeigt, wird Ihnen früher oder später Probleme bereiten. Die überstreckten Gelenke belasten das Skelettsystem. Durch-

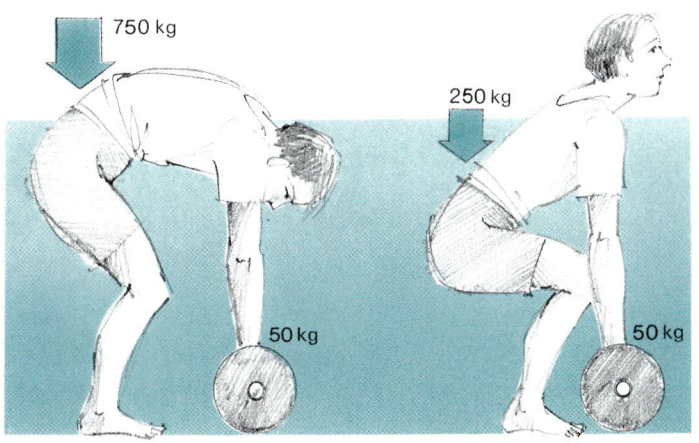

Belastungsdruck des unteren Rückens bei unfunktionellem Training

4

gestreckte Gelenke bekommen keine muskuläre Unterstützung. Eine leichte Beugung verhindert den knöchernen Anschlag und setzt die entsprechenden Stützmuskeln unter Spannung. Die Fehlhaltungen der Wirbelsäule belasten die Bandscheiben in Form eines ungleichmäßigen Drucks. Je nachdem wie funktionsfähig die Bandscheiben noch sind, kann dem Druck standgehalten werden. Falls die Zwischenwirbelscheiben aber schon unter starken degenerativen Veränderungen leiden, können sie platzen (Bandscheibenvorfall). Die obige Abbildung zeigt, wie hoch der Belastungsdruck in der Lendenwirbelsäule bei unterschiedlichen Bewegungsausführungen steigen kann. Der Belastungsdruck steigt nicht nur beim Anheben eines Gewichtes, sondern auch bei Zugbewegungen, die mit gestreckten Armen durchgeführt oder in fehlerhafter Grundstellung ausgeübt werden.

Die Regeln der **Rückenschule** schließen sich diesen Trainingshinweisen nahtlos an: Die Arbeit sollte mit aufgerichteter Wirbelsäule durchgeführt werden, was bedeutet, daß die Beine entweder in Schrittstellung oder etwas mehr als hüftbreit nebeneinander aufgesetzt werden sollen. Das Becken ist nach hinten gekippt, dazu werden die Knie leicht gebeugt. Die Bauch- und Gesäßmuskeln sind angespannt. Der Kopf ist nach vorn oben gerichtet. Durch die Kopfhaltung wird die Hals- und Brustwirbelsäule in ihrer physiologischen Schwingungsform gehalten. Die Beckenkippung fixiert durch entsprechende Muskelspannung den Lendenbereich.

Beim Heben und Tragen ist es wichtig, körpernah zu arbeiten. Sämtliche Zugbewegungen gegen einen Widerstand sollten ebenfalls eng am Körper vorbeiziehen. Entfernte Bewegungen setzen durch lange Hebelarme unnötige Belastungsspitzen. Ein zehn Kilogramm schweres Gewicht am ausgestreckten Arm in aufrechter Position gehalten, erzeugt aufgrund des langen Lastarmes im Lendenwirbelbereich eine Bandscheibenbelastung von 298 Kilogramm.

Das **einseitige Training** kann sich ebenso negativ auf unseren Organismus auswirken wie eine falsche Grundstellung. Wird beispielsweise im Verlauf des Wirbelsäulentrainings nur die Rückenmuskulatur trainiert, wird diese im Verhältnis zu der nach vorn begrenzenden Bauchmuskulatur zu stark. Die muskuläre Dysbalance wirkt sich durch ungleiche Zugwirkung auf die Wirbelsäule so aus, daß eine starke Lordosierung (Hohlkreuzstellung) entsteht. Versuchen Sie nach der Durchführung einer Kräftigungsübung auch den sogenannten Gegenspieler zu trainieren. Bei den im Gesundheitsbegleiter aufgestellten Übungsprogrammen wurde dieser Gesichtspunkt berücksichtigt.

Gegen das Trainieren bis zur **Erschöpfung** sprechen schlagkräftige Argumente. Ist ein Muskel erschöpft, kann er seine Arbeit nur weiter fortsetzen, wenn andere Muskeln einspringen und helfen. Ist dies der Fall, kommt es aufgrund des anderen Ursprungs und Ansatzes des Hilfsmuskels zu kleinen Ausweichbewegungen. Von dem Übenden selbst wird die Veränderung selten wahrgenommen. Fast jede Ausweichbewegung geht zu Lasten der Wirbelsäule, versuchen Sie also, eine Übung gegebenenfalls rechtzeitig abzubrechen.

Aufgrund der hohen Belastung, die sowohl beim statischen als auch beim dynamischen Training entsteht, ist es wichtig, in den Pausen **Entlastungspositionen** einzunehmen. Die Bandscheiben und die Muskulatur, insbesondere die Rückenmuskeln, werden dadurch entlastet. Ein funktionelles Krafttraining zeichnet sich durch den Wechsel von Anspannung und Entspannung aus.

Ein solches Training setzt voraus, daß Sie Ihren Körper, insbesondere die **Warnsignale des Organismus,** gut kennen. Treten Überlastungen auf, gibt der Körper Schmerzsignale ab, die Sie nicht ignorieren sollten. Bedenken Sie bei der Trainingsdurchführung, daß Ihre körperliche Verfassung nicht jeden Tag gleich ist. Das Übungspensum sollte auf diese abgestimmt werden. Nach einem Tag schwerer körperlicher Arbeit sollten Sie den Körper nicht noch durch ein Krafttraining belasten. Auch nach einer schlaflosen Nacht, einer Erkältung oder bei schlechtem Eßverhalten, privaten oder beruflichen Problemen, Motivationslosigkeit usw. sollte man darauf verzichten. Die genannten Faktoren verursachen eine Leistungsminderung und Konzentrationsschwierigkeiten und erhöhen damit das Verletzungsrisiko.

Hollmann/Hettinger definieren die Flexibilität als den willkürlich möglichen Bewegungsbereich eines oder mehrerer Gelenke. Als Synonym für Flexibilität stehen Beweglichkeit, Gelenkigkeit oder Biegsamkeit. Diese Begriffe umschreiben die Flexibilität eines Gelenkes. Bezüglich der Muskeln, Bänder, Sehnen und des Kapselapparates kann unter der Flexibilität auch die Dehnfähigkeit verstanden werden.

Es wird funktionell unterschieden zwischen allgemeiner und spezieller, aktiver und passiver sowie statischer Flexibilität. Unter **allgemeiner Beweglichkeit** versteht man die Flexibilität in den wichtigsten Gelenksystemen wie Schulter- und Hüftgelenk sowie der Wirbelsäule. Für die beschriebenen Muskelfunktionstests ist die normale Beweglichkeit mit der allgemeinen Flexibilität gleichzusetzen.

Hinter dem Begriff der **speziellen Flexibilität** verbirgt sich die Beweglichkeit eines bestimmten Gelenks.

Als **aktive Flexibilität** bezeichnet man die größtmögliche Bewegungsamplitude in einem Gelenk, die ein Mensch aufgrund der Kontraktion der Agonisten und der parallel dazu verlaufenden Dehnung des Antagonisten erreichen kann. Gegenüber der passiven Beweglichkeit wird hier die Flexibilität gemessen, die aus eigener Kraft erzielt werden kann. Demnach ist die **passive Flexibilität** die größtmögliche Bewegungsamplitude, die ein Mensch durch Einwirkung äußerer Kräfte wie Partnerhilfe oder Zusatzgeräte erreichen kann. Der Bewegungsausschlag kommt allein durch die Dehnung beziehungsweise Entspannungsfähigkeit der Antagonisten zustande. Die passive Beweglichkeit ist immer größer als die aktive Beweglichkeit.

Die letzte Form der Flexibilität ist die **statische Flexibilität**. Hierbei wird eine bestimmte Dehnungsstellung über einen bestimmten Zeitraum gehalten. Das sogenannte Stretching spielt im Bereich des Rückentrainings eine entscheidende Rolle. Verkürzte Muskelgruppen oder geschrumpfte Gelenkkapseln können durch diese spezielle Dehntechnik gestreckt oder geweitet werden.

An dieser Stelle soll auch die **Überbeweglichkeit** (Hyperflexibilität) angesprochen werden. Die generalisierte Hypermobilität beruht auf einer allgemeinen Bindegewebsschwäche und hypermobilen Gelenken. Die Verletzungsanfälligkeit der betroffenen Menschen ist erhöht. Es gibt

5

angeborene und erworbene Hypermobilitäten. Ist bei Ihnen eine Hyper-flexibilität festgestellt worden, sollten Sie mit einem gezielten Krafttraining der betroffenen Gelenke beginnen. Bei einer zum Ausrenken neigenden Schulter hieße das, die Muskeln der Schultermanschette zu trainieren. Um eine wiederholt herausspringende Kniescheibe zu fixieren, sollten Sie besonders die Muskulatur der Oberschenkelvorderseite (M. quadrizeps femoris) aktivieren.

Leistungsbegrenzende Faktoren der Flexibilität

Die Flexibilität ergibt sich aus der Gestalt und Führung der gelenkbildenden Knochen beziehungsweise Gelenkflächen. Aufgrund der unterschiedlichen individuellen anatomischen Gegebenheiten kann die Beweglichkeit differieren. Eine eingeschränkte Flexibilität aufgrund **knöcherner Veränderungen** kann kaum behoben werden. Der **Sehnen-, Bänder- und Kapselapparat** kann ebenfalls nur begrenzt in seinem Dehnungsvermögen verbessert werden. Dies liegt vor allem an der Materialbeschaffenheit.

Als weiterer leistungsbegrenzender Faktor muß die **Muskulatur** genannt werden. Die Muskelmasse kann, wenn sie extrem entwickelt ist, wie beim Bodybuilder, zu rein mechanisch bedingten Bewegungseinschränkungen führen. Das bedeutet jedoch nicht, daß eine gut ausgebildete Muskulatur Flexibilität ausschließt. Regelmäßige Stretchingübungen während des Krafttrainings erhalten die Beweglichkeit.

Weineck (1990) beschreibt, daß die Dehnfähigkeit der Muskulatur durch die Dehnungswiderstände muskulärer Strukturen und durch den Tonus bzw. die Entspannungsfähigkeit der Muskeln begrenzt werden. Für den Muskeltonus spielen die Muskelspindeln (Dehnungsrezeptoren, die parallel zu den Muskelfasern verlaufen) eine wichtige Rolle. Über die Muskelspindeln erfolgt zentralnervös die Steuerung des Muskeltonus. Die Bauch- und Rückenmuskulatur beispielsweise weist stets eine bestimmte Mindestspannung (Ruhetonus) auf, um die aufrechte Körperhaltung zu gewährleisten. Im Schlaf wird der Tonus herabgesetzt, bei muskulärer Betätigung wird er erhöht.

> Für die Dehnfähigkeit ist der **Tonus** wichtig, da ein erhöhter Spannungszustand den muskulären Widerstand heraufsetzt und damit die Flexibilität einschränkt.

Das gleiche gilt für eine verminderte Muskelentspannungsfähigkeit. Die Muskelspindeln schützen die Muskulatur auch vor zu starker Überdehnung. Auch dadurch beeinflussen sie die Dehnfähigkeit.

Die folgenden leistungsbegrenzenden Faktoren spielen eher eine untergeordnete Rolle, sollten dennoch kurz erwähnt werden. Die Flexibilität ist abhängig vom **Alter und Geschlecht des Übenden**. In der frühen

Kindheit ist die natürliche Gelenkigkeit am größten. Nach dem dritten Lebensjahrzehnt beginnt sie alters- und übungsverlustbedingt abzunehmen. Sehnen, Bänder und Faszien zeigen mit zunehmendem Alter eine Verminderung der Zellzahl, einen Wasserverlust und eine Abnahme der elastischen Fasern.

Mädchen und Frauen zeigen eine höhere Flexibilität. Die Ursachen liegen in hormonellen Unterschieden. Der höhere Östrogenspiegel der Frau führt zu einer erhöhten Wasseransammlung, andererseits zu einem erhöhten Fettgewebs- bzw. verringerten Muskelmassenanteil. Die Dehnfähigkeit der Frau ist somit aufgrund der geringeren Gewebsdichte erhöht.

Einen weiteren Einfluß auf die Flexibilität übt die **Temperatur** aus. Je wärmer die Außentemperatur, desto angenehmer das Dehnen. Eine erhöhte Beweglichkeit zeigt sich, wenn die Muskulatur aufgewärmt ist. Ein vorbereiteter Muskel ist geschmeidiger und läßt sich besser stretchen.

5

Verbesserung der Flexibilität

Zur Verbesserung der Flexibilität eignet sich vor allem das Stretching. Stretching heißt »dehnen«. Es wird eine bestimmte Stellung eingenommen, in der ein bestimmter Muskel auf seine derzeit maximale Länge gestreckt wird. Man unterscheidet zwei verschiedene Strechingmethoden.

Das passiv-statische Stretching

Das passiv-statische Stretching ist gerade für Anfänger die einfachste Methode, die Flexibilität zu erhöhen.

Der zu dehnende Muskel wird langsam bis in seine mögliche Endstellung gestreckt und dort gehalten (statisch), ohne daß der Muskel kontrahiert (passiv).

Die Dehnendstellung sollte zwischen 10 und 30 Sekunden gehalten werden (leichtes Stretching), wobei ein Muskelziehen zu spüren sein sollte. Treten Schmerzen auf, liegt es meist an einer fehlerhaften Ausführung der Übung oder an Verletzungen des vom Muskel überzogenen Gelenks. Bei dieser Art von Schmerzen brechen Sie die Bewegung ab. Durch eine ruhige und gleichmäßige Atmung erreichen Sie einen entspannten Zustand. Versuchen Sie bei der Dehnung Verkrampfungen zu vermeiden. Um das passiv-statische Stretching noch effektiver zu gestalten, können Sie nach der ersten Spannungsphase von 10–30 Sekunden weitere 10–30 Sekunden dehnen (intensives Stretching). Dabei sollte eine noch weitere Dehnstellung eingenommen werden. Nach der Haltezeit lösen Sie die Dehnung langsam. Als optimal hat es sich erwiesen, jeden Muskel mindestens zwei- bis dreimal hintereinander zu dehnen.

Das Anspannungs-Entspannungs-Stretching (CHRS-Methode)

Bei dieser Dehnmethode sind Körpererfahrung, Koordinationsfähigkeit und Körperbewußtsein gefordert. Im Bereich der Krankengymnastik und Physiotherapie wird die CHRS-Methode auch postisometrische Muskeldehnung oder propriozeptive neuromuskuläre Dehnung genannt.

Die einzelnen Schritte dieser Methode:

C (Contract): Die zu dehnende Muskelgruppe wird zunächst einige Sekunden isometrisch (ohne Verkürzung des Muskels) angespannt.

H (Hold): Die Spannung wird sechs bis zehn Sekunden gehalten.

R (Relax): Die Spannung wird innerhalb von zwei bis drei Sekunden gelöst.

S (Stretch): Der Muskel wird gedehnt, wobei die Dehnendstellung 10–30 Sekunden gehalten wird.

Mit dieser Form des Stretchings sind die größten Erfolge erzielt worden. In wissenschaftlichen Untersuchungen konnte nachgewiesen werden, daß durch die Anspannung des zu dehnenden Muskels seine Muskelaktivität verringert wird. Somit ist seine Fähigkeit, Muskelkraft gegen die Dehnung einzusetzen, ebenfalls verringert. Die Dehnfähigkeit ist jedoch verbessert. Die Intensität der Anspannung sollte etwa 50 Prozent der einsetzbaren Maximalkraft betragen. Wird mehr Kraft aufgewendet, kann es zu unbeabsichtigter Mitarbeit anderer Muskelgruppen oder zu einer unsauberen Bewegungsausführung kommen.

Eine Dosierung der Anspannung ist allerdings gar nicht so einfach. Außerdem muß man wissen, wie man den entsprechenden Muskel anspannen kann. Dazu ist ein gutes Körpergefühl notwendig. Den Dehnübungen sind deshalb Hinweise beigefügt, wie eine Aktivierung des Muskels erfolgen kann.

Bei richtiger Ausführung ist diese Stretchingmethode diejenige mit der geringsten Verletzungsgefahr und den höchsten Beweglichkeitszuwachsraten. Sie garantiert eine anhaltende erhöhte Dehnbarkeit der Muskulatur. Die maximale Dehnbarkeit hält etwa vier Stunden vor und bietet somit auch bei längeren Trainingsbelastungen eine hohe verletzungsprophylaktische Sicherheit.

Die Steigerung der Flexibilität ist ein allmählicher Prozeß, der sich über mehrere Wochen hinzieht. Noch einmal sei aber vor Überbeweglichkeit gewarnt. Stretchen Sie nur die Muskelgruppen, die stark verkürzt sind oder die im Training beansprucht werden.

Kapitel 6
Der Pezziball als Übungsgerät

Der Pezziball ist auch als Fitball, Gymnastikball, Sitzball oder Therapieball bekannt. Es ist ein luftgefüllter strapazierfähiger großer Gummiball. Sein Einsatz erfolgte zunächst ausschließlich in der krankengymnastischen Therapie, heute ist der Ball jedoch in Turnhallen, Schwimmbädern, Schulen, Kindergärten, Büros oder privaten Haushalten zu finden. Der Pezziball bietet vielfältige Nutzungsmöglichkeiten als Übungsgerät und Sitzgelegenheit, die ebenso wie die Auswahl des richtigen Balles in diesem Kapitel erläutert werden sollen.

Was macht den Pezziball so attraktiv?

6

An erster Stelle muß sicherlich der **hohe Aufforderungscharakter** genannt werden. Beobachten Sie einmal Menschen, die den »dicken Ball« das erste Mal sehen. Meist beginnt es mit einer vorsichtigen Annäherung, nach kurzer Zeit jedoch verspürt jeder Mensch Lust, mit dem Ball zu spielen, zu toben, darauf zu sitzen, darauf zu rollen oder zu prellen.
Der Ball bietet gute Voraussetzungen für ein Training zu Hause. Bei der Gymnastik mit diesem Trainingsgerät besteht so gut wie keine Verletzungsgefahr für den Bewegungsapparat. Die Form des Balles verhindert eine starke Lordosierung (Hohlkreuz) oder Kyphosierung (Rundrücken). Nach einigen Trainingseinheiten erkennt man auch kleine Haltungsfehler, zum Beispiel Kopf zu hoch (Überbeanspruchung der Halswirbel) oder Bein zu hoch (Belastung der Lendenwirbel), sofort.
Mit dem Ball können aus trainingswissenschaftlicher Sicht alle Ansprüche an ein körperliches Training erfüllt werden. Gefördert werden Kraft, Ausdauer und Beweglichkeit. Für den Bereich des **Krafttrainings** wird das isometrische Training eingesetzt. Verschiedene Übungspositionen werden über mehrere Sekunden unter Aufbau von Muskelspannung gehalten. Dynamisches Training wird nur bedingt durchgeführt, da dabei das gesamte Körpergewicht bewegt werden muß. Trainierte Sportler müssen viele Wiederholungen absolvieren, bevor ein Trainingseffekt spürbar wird.
Auch im Bereich des **Ausdauertrainings** kann der Pezziball eingesetzt werden. Beispiel: lockeres Hüpfen auf dem Ball, mit unterschiedlichen

Armbewegungen, gleichzeitig Vor- und Zurückschwingen, Schulterkreisen, Armbewegungen vor dem Körper, Luftboxen usw. Eine Alternative sind verschiedene Laufspiele mit dem Ball. Wichtig für den Bereich des Ausdauertrainings ist eine längerandauernde Bewegung mit leichter Belastung.

Für das **Training der Beweglichkeit** bieten sich verschiedene Dehn- und Mobilisationsübungen an, die nur auf einem Stuhl kaum durchgeführt werden können. Die Form des Balles erlaubt beispielsweise sanfte Bewegungen im Übergangsbereich von der Lendenwirbelsäule zum Kreuzbein zur Mobilisation desselben.

Der Fitneßball ist prädestiniert zur **Verbesserung der koordinativen Fähigkeiten**. Unter Koordination versteht man das Zusammenspiel von einzelnen Muskeln oder mehreren Muskelgruppen untereinander und miteinander. Eine gute Koordination zeigt sich in einem harmonischen Bewegungsfluß. Bei der Gymnastik mit dem Pezziball wird die Koordination automatisch gesteigert: Gleichgewichts-, Rhythmisierungs- und Reaktionsfähigkeit sind bei allen Bewegungen auf oder mit dem Ball gefordert. Das Gleichgewicht wird beim Sitzen, Liegen und Hocken auf dem Ball geschult, jede Lageveränderung oder Bewegungsausführung erzwingt ein neues Suchen und Halten des Körperschwerpunktes. In engem Zusammenhang mit dem Gleichgewicht steht die Reaktionsfähigkeit. Verliert der Übende das Gleichgewicht, muß er schnell reagieren, um nicht vom Ball zu fallen. Durch verschiedene Spiele mit dem Ball kann die Reaktion verbessert werden. Sie werden feststellen, daß auch Alltagsbewegungen wie Bücken, Hocken oder Zehenstand mit einer gesteigerten Koordination leichter fallen.

Bleiben wir bei unserem Alltagsverhalten. Durch weitreichende Technisierungen wurde die Arbeit des Menschen zwar vereinfacht, er hat jedoch seitdem mit Bewegungsmangel zu kämpfen. Viele Muskelgruppen werden gar nicht mehr beansprucht. Die Folge ist eine abgeschlaffte Körperhaltung, welche wiederum dem Knochenskelett keine Stützfunktion mehr bieten kann. Eine weitere Folge ist die Gewichtszunahme. Bei weniger körperlicher Arbeit wird die gleiche Nahrungsmenge eingenommen. Es entsteht ein Kalorienüberschuß, welcher in Form von Körperfett gespeichert wird. Das Übergewicht und die körperliche Rückbildung sind eine Belastung für das Herz-Kreislauf-System.

Mit Hilfe des Pezziballes können wir in kleinen Schritten **gegen die Bewegungsarmut** ankämpfen. Setzen Sie sich beispielsweise abends beim Fernsehen einige Zeit auf den Ball, haben Sie schon etwas für Ihren Körper getan. Da der Ball während des Sitzens nicht still liegt, bewegen auch Sie sich ständig in harmonischen Bewegungen. Ohne Rückenlehne trainieren Sie zusätzlich die Rückenmuskulatur, was langfristig zu einer besseren Haltung führen kann.

Ein weiterer Pluspunkt des Pezziballes ist die Nutzung für **Entspannungspositionen**. Ebenfalls durch die Industrialisierung entstandene einseitige Arbeitshaltungen bringen oft schmerzende Muskelverspannungen mit sich. In diesem Fall, und natürlich auch zur Prophylaxe, bietet eine Entspannungshaltung eine angenehme Entlastung. Aufgrund der runden, nachgebenden Form des Balles kann eine optimale Entlastungsstellung sowohl in Bauch- als auch in Rückenlage eingenommen werden. Auch die Stufenlagerung (Unterschenkel auf den Ball, Hüfte und Knie bilden jeweils einen rechten Winkel) ist möglich.

Viele Übungen mit dem Ball sind als **Partnerübung oder in der Gruppe** möglich. Von einigen Krankenkassen und Volkshochschulen werden Gymnastikkurse mit dem Pezziball angeboten. In der Gruppe kann man sich gegenseitig motivieren.

Seit einiger Zeit hält der Ball Einzug in Schulen und Kindergärten. Da die Kinder viele Stunden in der Schule auf schlechten oder nicht angepaßten Schulmöbeln stillsitzen müssen, sind Haltungsschäden vorprogrammiert. Der Lehrer beobachtet die Schüler und ihr Bewegungsverhalten. Falls ein Kind anfängt auf dem Stuhl herumzurutschen oder zu wippen, wird es mit einem Ball ausgestattet. So wechseln die Bälle von einem zum anderen.

Die Wahl des richtigen Pezziballs

Bei der Anschaffung eines Balles sollten Sie einige Hinweise beachten. Das wichtigste Kriterium ist die Größe des Balles. Die Bälle haben einen Durchmesser zwischen 35 und 120 cm, zwischen den einzelnen Ballgrößen sind jeweils 10 cm Unterschied. Feinregulierung ist beim Aufpumpen möglich. Die richtige Größe wird anhand der Körpergröße ermittelt.

Körpergröße	Balldurchmesser
bis 125 cm	35 cm
bis 145 cm	45 cm
bis 155 cm	55 cm
bis 175 cm	65 cm
über 175 cm	75 cm

Der Winkel zwischen Oberkörper und Oberschenkel sollte zwischen 90 und 110 Grad betragen, das heißt, die Oberschenkel fallen leicht nach vorne ab. Man muß daher auch die Körperproportionen berücksichtigen. Wird ein Ball ausschließlich der Körpergröße nach erworben, kann es sein, daß zum Beispiel sogenannte Sitzriesen aufgrund ihrer zu kurzen Beine nur mit den Fußspitzen den Boden berühren. Das Sitzen und viele Übungen werden dadurch erschwert oder sogar unmöglich. Es hat sich als sinnvoll erwiesen, auf einem aufgepumpten Ball einmal probezusitzen. Für uns sind zwei Formen des Balles von Interesse: Die bekannte runde Form und die Variante, bei der sogenannte Stützfüßchen herausragen, die ein Wegrollen des Balles verhindern. Zum Sitzen ist der Ball mit Füßen optimal, bei der Gymnastik können die Noppen stören. Für Ballspiele im Freien oder in der Turnhalle ist er gänzlich ungeeignet. Man kann den einfachen Ball auch durch einen untergelegten Hartgummiring am Wegrollen hindern.

Rückenfreundliches Sitzen

Zwischen dem Aufstehen und Schlafengehen setzt sich der Mensch unzählige Male hin: am Frühstückstisch, im Auto, während der Arbeitspausen, eventuell auch bei der Arbeit, beim Fernsehen, zum Abendbrot usw. Je nachdem, wie lange man sitzt, stellt Sitzen eine extreme Belastung des Rückens dar.

Betrachtet man die Bandscheibenbelastung, bietet das Liegen die geringste Belastung, gefolgt vom aufrechten Stand. Der stärkste Druck wurde, egal um welche Sitzposition es sich handelt, während des Sitzens gemessen.

Bei sitzender Arbeit mit weiten Rotationsbewegungen der Wirbelsäule ist es am angenehmsten, die Beine weit geöffnet aufzustellen. Der vergrößerte Bewegungssektor (Winkel zwischen den Oberschenkeln) erleichtert, aufgrund der Spannungsabnahme der Muskeln in der Lendenwirbelsäule, die Rotation. Der Winkel zwischen Unterschenkel und Oberschenkel sollte 90 Grad betragen, das bedeutet, die Oberschenkel verlaufen parallel zum Boden. Rutschen Sie auf der Sitzfläche soweit vor, daß der Rücken die Lehne verläßt. Kippen Sie Ihr Becken so weit vor, daß Sie nur auf den beiden Sitzbeinhöckern (Knochen des Beckens) sitzen. Die physiologische Krümmungsform der Wirbelsäule wird beibehalten, also leichte Hohlkreuzhaltung im Lendenwirbelbereich, die Schulterblätter etwas zurückziehen, um den extremen Rundrücken zu vermeiden, und das Kinn leicht zur Brust ziehen.

Diese **aufrechte rückenfreundliche Sitzhaltung** hat Brügger in einem Modell beschrieben: Becken, Brustkorb und Kopf werden als Zahnräder gedeutet, die ineinander greifen und sich bei Bewegung stets gegenseitig beeinflussen.

Dies zeigt wieder, daß die Wirbelsäule als Ganzes gesehen werden muß. Bewegt sich das untere Zahnrad nach vorne (Beckenkippung), zeigt das Mittelrad eine Gegendrehung (Brustkorbhebung), welche wiederum eine Vorwärtsdrehung des oberen Zahnrades (Halswirbelstreckung) auslöst.

Wenn Sie sich bewußt in die oben beschriebene Sitzposition begeben, wird sich Ihre Rumpfmuskulatur nach einiger Zeit sicher wieder in eine entspannte Lage versetzen. Durch das Rückwärtsdrehen des unteren Rades (Sitzkyphose) kommt es zur Brustkorbsenkung (Rundrücken), und der Kopf fällt in den Nacken. Die für die Muskulatur entspannende Haltung geht aber zu Lasten der Bandscheiben. Das Ausweichen aus der aufrechten Sitzposition verschiebt sie nach hinten. Liegen degene-

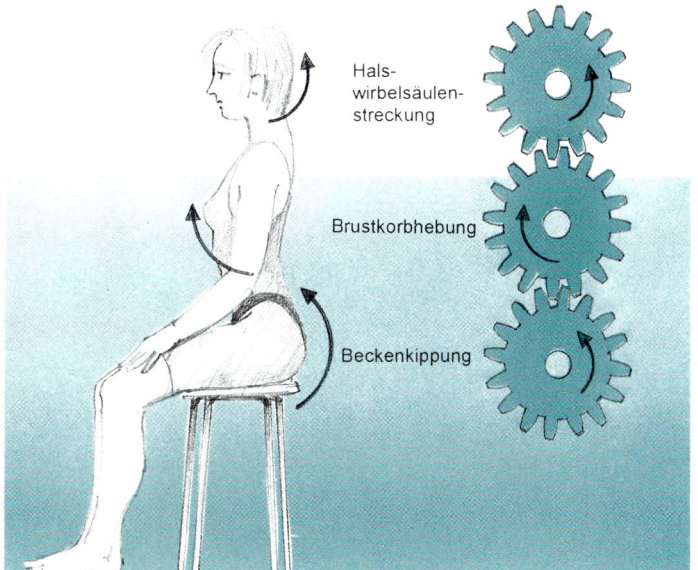

Zahnradmodell nach Brügger

Hals-
wirbelsäulen-
streckung

Brustkorbhebung

Beckenkippung

6

rative Veränderungen der Zwischenwirbelscheiben vor, kommt es in kurzer Zeit zu Schmerzen.

Die aktive Sitzposition über einen längeren Zeitraum einzunehmen bedeutet für die Rumpfmuskulatur ununterbrochene Arbeit. Da ein Muskel nach gewisser Zeit müde wird, ist es unvermeidlich, in die entspannende Haltung zu fallen. Wichtig ist jedoch, daß die kyphotische Sitzhaltung nicht zu lange eingehalten wird. Der Wechsel zwischen Belastung und Entlastung der Rumpfmuskulatur wird auch als **dynamisches Sitzen** bezeichnet. Betrachtet man die Bewegung der Bandscheiben, kann bei ständigem Belastungswechsel sogar von einer Massage derselben gesprochen werden.

Das Sitzen auf dem Pezziball

Wie bereits beschrieben ist das dynamische Sitzen für den Rücken die angenehmste Sitzform. Bei passender Ballgröße (Winkel zwischen Oberkörper und Oberschenkel 90–110 Grad) verhelfen die runde Form des Balles und seine federnden Eigenschaften automatisch zu einem bewegten Sitzen. In kleinen Bewegungen rollt das Becken ständig nach rechts, links, vor und zurück (Beckenkippe). Eine Verspannung der Muskulatur, wie sie beim starren aufrechten Sitzen häufig auftritt, zeigt sich beim Sitzen auf dem Ball nicht. Eine

Muskelpartie wird nur so lange angespannt, wie es ihr möglich ist. Bevor Schmerzen auftreten, wird bereits eine neue, angenehmere Sitzhaltung eingenommen.

Die **Bandscheiben** können durch leichtes Hüpfen auf dem Ball entlastet werden. Es kommt dabei zu keinen Stoßbelastungen, da der Druck im Luftkissen abgefedert wird. Entscheidend ist die richtige Härte des Balles. Ist ein Ball zu fest aufgepumpt, kann ein harter Aufprall zu Stauchungen führen. Umgekehrt kann es bei einem weichen Ball während des Absinkens zu einer Beckenneigung nach hinten kommen. Man sitzt nicht mehr auf den Sitzbeinknochen, sondern rollt über das Steißbein ab. Die Aufhebung des Hohlkreuzes während des Hüpfens bildet eine große Stoßbelastung für die Bandscheiben, insbesondere in der Lendengegend.

Auch ein Nachteil soll nicht unerwähnt bleiben. Wer täglich mehrere Stunden auf dem Ball sitzt, wird früher oder später an einer Überbeweglichkeit des Überganges der Lendenwirbelsäule zum Kreuzbein leiden. Die ständige Bewegung lockert insbesondere die Bänder, so daß es zu einer Instabilität kommt. Außerdem kommt es bei länger andauerndem Sitzen auf dem Ball zu Ermüdungserscheinungen der Muskulatur.

Eine Rundrückenhaltung auf dem Ball bedeutet aufgrund seiner federnden Eigenschaften jedoch eine extreme Belastung für die Bandscheiben. Falls Sie merken, daß Sie in eine Entlastungsposition fallen, sollten Sie sich auf einen Stuhl mit Rückenlehne setzen. Der **Wechsel zwischen Stuhl und Sitzball** hat sich als optimal herausgestellt.

Kapitel 7
Das Theraband als Übungsgerät

Das Theraband ist ein breites, elastisches Gummiband. In der Krankengymnastik und Sporttherapie wird es schon seit mehr als zehn Jahren eingesetzt. Das handliche Fitneßgerät hat sich aufgrund der vielseitigen Verwendungsmöglichkeiten inzwischen aber auch im Breitensport durchgesetzt. Das Band besteht aus Latex, einem reinen Naturprodukt.

Die Wahl der richtigen Bandstärke

Die guten mechanischen Eigenschaften des Therabandes erlauben eine individuelle Dosierung des Widerstandes. Die Wahl der passenden Bandstärke ist daher von großer Bedeutung. Ein Übender mit niedrigem Kraftniveau führt mit einem elastischeren, dünneren Band die gleichen Übungen durch wie ein gut trainierter Sportler mit einem festen, dickeren Band. Das Theraband ist in sechs verschiedenen Stärken erhältlich. Zur leichteren Identifikation ist für jede Stärke eine bestimmte Farbe vorgesehen.

Stärke/Bestimmung	Farbkodierung
dünn, minimaler Widerstand	gelb
mittlere Stärke, mäßiger Widerstand	rot
schwer, etwas mehr als mäßiger Widerstand	grün
extra schwer, großer Widerstand	blau
besonders schwer, etwas weniger als maximaler Widerstand	schwarz
super-schwer, maximaler Widerstand	silber

Das Thera-Fit-Set enthält drei verschieden starke Therabänder mit entsprechenden Befestigungsgurten. Da während des Trainings verschieden starke Muskelgruppen gekräftigt werden, ist ein Wechsel der Bandstärke fast unumgänglich.
Die folgende Tabelle beschreibt in Gramm die Zugkraft, die erforderlich ist, um ein Stück Theraband (einfacher Länge, das heißt 15 cm breit

und 31 cm lang) auf verschiedene Längen zu dehnen. Die Zugkraft wurde mit Hilfe einer Zugfederwaage gemessen.

gedehnte Länge (cm)	Zugkraft in Gramm für verschiedene Theraband-Stärken					
	dünn	mittl. Stärke	schwer	extra schwer	besonders schwer	super- schwer
40	675	900	1125	1350	1800	4050
61	1125	2025	2250	3375	4050	6750
81	1575	2925	3150	4613	5063	9000
91	1800	3375	3600	5400	5850	10350

Beim Rückentraining wird die Verbesserung der Kraftausdauerfähigkeit, also ein Training der Slow-twitch-Fasern angestrebt. Die Überwindung der Bandspannung sollte daher mit kontrollierter Geschwindigkeit erfolgen, niemals mit Schwung. Auch bei Übungen der Extremitäten wird die Rumpfmuskulatur mit gekräftigt. Um Rotationen oder Fehlhaltungen auszuschließen, sollten Bauch-, Rücken- und gegebenenfalls auch Gesäßmuskulatur immer gespannt sein.

Die Möglichkeiten beim Training mit dem Theraband reichen von segmentalen Mobilisationsübungen über koordinativ anspruchsvolle Komplexbewegungen bis hin zum isolierten Maximalkrafttraining.

Die Pflege des Therabandes

Achten Sie darauf, daß scharfkantige Turnschuhe, Fingernägel oder Schmuckstücke nicht in das Band einschneiden. Löcher oder Risse im Material machen das Band unbrauchbar.
Setzen Sie das Theraband niemals hohen Temperaturen aus (Sonne, Heizung).
Ist das Band naß geworden, sollte es glattflächig trocknen und später mit Talkum oder Babypuder eingepudert werden. Wenn das Band nach mehrmaligem Gebrauch leicht zusammenklebt, pudern Sie es ebenfalls ein. Es pflegt das Band und macht es griffiger.
Da es sich bei dem Band um ein reines Naturprodukt handelt, ist die Lebensdauer nur theoretisch festzulegen. Der Hersteller garantiert sechs Monate ab Herstellungsdatum, bei sachgemäßer Behandlung hält das Band wesentlich länger.
Die Befestigungsgurte können zu einer Schlinge verknotet werden, die am Heizkörper oder zwischen Tür und Türrahmen befestigt werden kann. (Vergewissern Sie sich aus Sicherheitsgründen vor Übungsbeginn, daß die Tür abgeschlossen ist!) Die Fixationshilfen sind widerstandsfähig und das Therabandmaterial, welches durch die Schlinge gezogen wird, kann geschont werden.

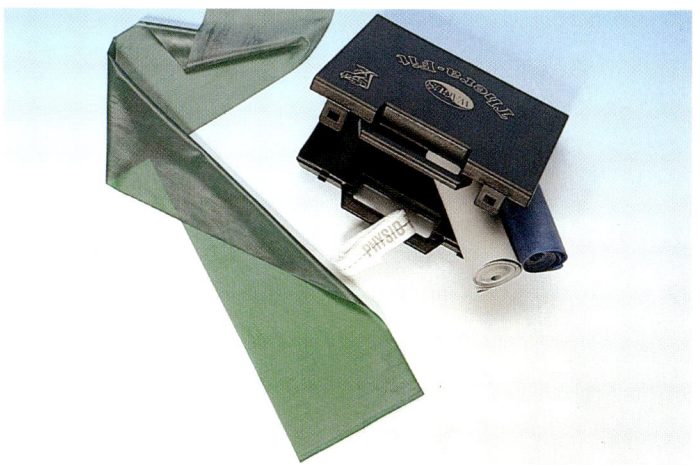

Das Thera-Fit-Set

Das Training mit dem Theraband

Bei fehlerhaftem Einsatz kann eine Übungseinheit mit dem Theraband schnell uneffektiv sein oder gar zu Verletzungen wie Entzündungen oder Sehnenreizungen führen. Vorteilhaft ist es, während des Trainings die **korrekte Haltung** im Spiegel zu kontrollieren. Korrekte Haltung bedeutet: Bauch anspannen, Schulterblätter nach hinten und unten ziehen und den Rücken auch während der Übungsphase geradehalten.

Schon in der Ausgangsstellung sollte das **Theraband leicht gespannt** sein. Die Übungen sollten langsam und kontrolliert ausgeführt werden. Vermeiden Sie ruckartige Bewegungen und ein zu schnelles Nachlassen.

Ebenso wichtig ist es, körpernah zu arbeiten. Bei den Übungen sollten die **Gelenke nie voll gestreckt** werden. Durch leichtes Einbeugen werden sie nicht zu stark beansprucht, die umgebende Muskulatur wird aktiviert und übernimmt die Haltearbeit.

Sie sollten sich der Zugrichtung des Bandes bewußt sein und gegen den Widerstand arbeiten. Um die Verletzungsgefahr gering zu halten, sollten Sie das Band bei verschiedenen Übungen verknoten oder die Enden gut fixieren, damit es Ihnen nicht aus der Hand rutscht. Soweit es die Übungen zulassen, sollte das Latexband in voller Breite benutzt werden. So ist es angenehmer zu handhaben und kann nicht in Haut oder Muskulatur einschneiden.

Schaffen Sie es nicht, die angegebenen Wiederholungszahlen und Sätze einer Übung in korrekter Ausführung zu absolvieren, sollten Sie ein Band mit geringerer **Stärke wählen**. Im umgekehrten Fall können Sie entweder mit einem stärkeren Band oder zwei Bändern trainieren.

7

Kapitel 8
Das Aufwärmen

Viele Sportler nehmen das Aufwärmprogramm nicht ernst genug, eine erhöhte Verletzungsgefahr während des Trainings ist die Folge.

Zu den positiven Effekten des Aufwärmens gehören:

- **Stimulation des Kreislaufs und die Anregung der Herztätigkeit**
  In der arbeitenden Skelettmuskulatur kommt es zu einer Gefäßerweiterung. Das Blut strömt in die Muskulatur. Die Sauerstoff- und Nährstoffversorgung ist gesteigert.
- **Vorbereitung der Kapseln, Bänder und Sehnen auf mechanische Belastungen**
- **Optimierung neuromuskulärer Abläufe**
  Die Nervenleitgeschwindigkeit erhöht sich, und die Empfindlichkeit der mechanischen Rezeptoren des Bewegungsapparates (Propriorezeptoren) wird gesteigert.
- **Die Verbesserung der psychischen Leistungsvoraussetzung**
  Im gesteigerten Wachzustand verbessert sich die Koordinationsfähigkeit. Im Wettkampfsport können Nervosität und Hemmzustände (z. B. Angst) in diesem Stadium gemindert werden.
- **Erhöhung der Muskeltemperatur**
  Die Temperatur eines Muskels beträgt in Ruhe etwa 34 Grad Celsius und kann durch Aktivität auf 40 Grad Celsius ansteigen. Durch die Erwärmung werden die elastischen und viskosen Eigenschaften des Muskels verbessert.
- **Beschleunigung der Stoffwechselprozesse**
  Bei einer Erhöhung der Körperkerntemperatur um ein Grad kommt es bereits zu einer Steigerung der Stoffwechselrate um etwa 13 Prozent.

Diese Wirkungen zeigen sich nur beim aktiven Aufwärmen. Passive Erwärmung wie zum Beispiel Wärmezufuhr von außen löst die für das Training wichtigen Vorbereitungsreaktionen nicht aus.

Einfluß auf die Leistungsbereitschaft des Körpers hat auch die Tageszeit, zu der die sportliche Tätigkeit ausgeführt wird. Der Körper ist im Laufe des Tages biorhythmischen Schwankungen unterworfen. Wird das Übungsprogramm in der Regel in den Abendstunden absolviert, stellt sich der Organismus darauf ein und entwickelt im Laufe des Nachmittags eine höhere Leistungsbereitschaft. Wird am Wochenende das Training morgens absolviert, ist dann ein intensiveres Aufwärmen nötig.

Wie lange man sich aufwärmt hängt von der individuellen Verfassung und der bevorstehenden Trainingsleistung ab. Schweißbildung sollte dabei nicht unbedingt der Maßstab sein. Einige Menschen schwitzen schon, wenn sie eine Treppe zügig hinaufgehen, andere schwitzen während des gesamten Trainings nicht sichtbar. Zu berücksichtigen ist außerdem die Umgebungstemperatur. Bei einer kalten Außentemperatur reicht es nicht aus, sich nur so warm zu machen, daß man nicht mehr friert.

Gewöhnungsübungen mit dem Pezziball

Die Gewöhnungsübungen mit dem Pezziball sind vor allem für die Personen gedacht, die sich noch nie oder sehr wenig mit dem Ball befaßt haben. Die Bewegungen können in ein Aufwärmprogramm integriert werden.

- Sitzen auf dem Ball, Testen verschiedener Fußstellungen (Füße zusammen oder auseinander, nahe am Ball oder mit Abstand)
- Sitzen auf dem Ball, bewußtes Einrollen und Aufrichten der Wirbelsäule mit Beckenkippung

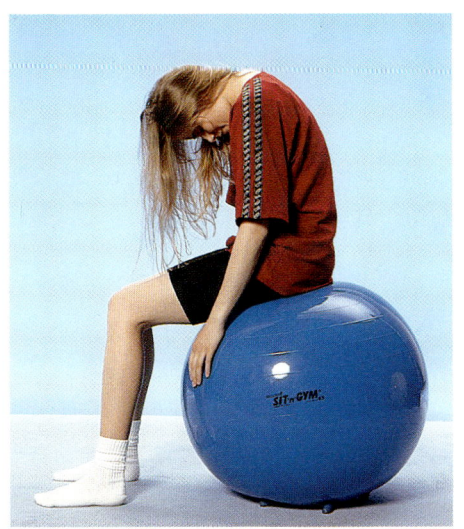

8

Einrollen der Wirbelsäule

- Kleine kreisende Bewegung des Beckens während des Sitzens
- Sitzen auf dem Ball, seitliches Rollen auf dem Ball mit Beinkreuzung
- Sitzen auf dem Ball, Beine abwechselnd anheben
- lockeres Hüpfen auf dem Ball
- Bauchlage auf dem Ball, Vor- und Zurückrollen, Hände und Füße abwechselnd vom Boden lösen
- aus dem Sitz langsam abrollen, Füße wandern vor, bis der Rücken auf dem Ball liegt

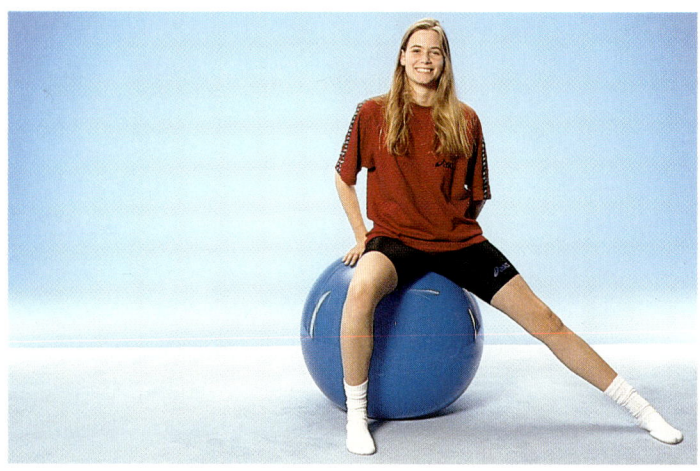

Ausgangsstellung bei der Beinkreuzung

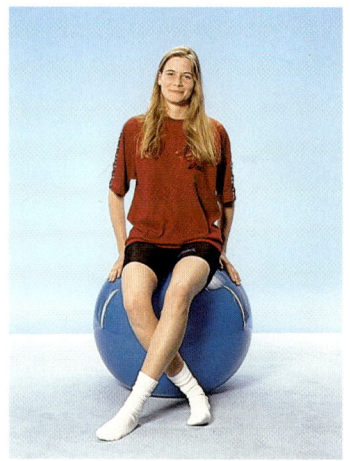

Mittelstellung – der Moment der Gewichtsverlagerung

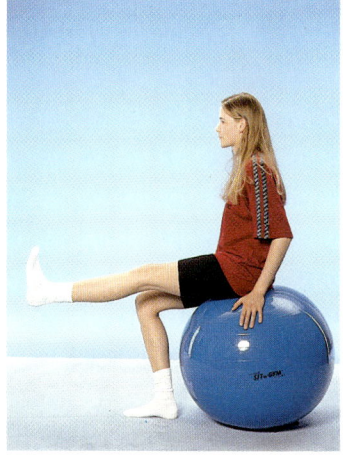

Abwechselndes Anheben der Beine

Spezielles Aufwärmen mit Pezziball und Theraband

Das spezielle Aufwärmen mit Pezziball und Theraband dient insbesondere der Hinführung auf den Hauptinhalt der Übungsstunde. Die kommende Belastung wird vorbereitet. Am einfachsten gelingt dies durch die Durchführung derselben Bewegungen, die auch im Hauptteil geübt werden sollen, allerdings mit wesentlich reduzierter Intensität beziehungsweise Bandstärke. Um das Herz-Kreislauf-System in Schwung zu bringen, können darüber hinaus noch einige dynamische Bewegungsformen isoliert oder in einer selbst zusammengestellten Bewegungsabfolge durchgeführt werden.

- Prellen des Balles bei aufgerichtetem Oberkörper und leicht gebeugten Beinen
- Ball um den Körper herumprellen, Handwechsel hinter dem Rücken, Füße bleiben stehen
- Abwechselnd ein Bein heben, Ball unter dem Bein durchprellen
- Hüpfen auf dem Ball, nach einigen Bewegungen den Körper am höchsten Bewegungspunkt halten. Gesäß behält minimalen Kontakt mit dem Ball, Rücken ist aufgerichtet.
- Hüpfen auf dem Ball, verschiedene Armbewegungen (Armkreisen, Butterflybewegungen, Luftboxen, Hampelmann etc.)

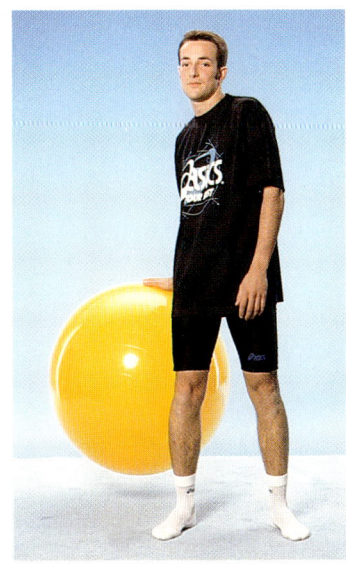

Prellen des Balles um den Körper

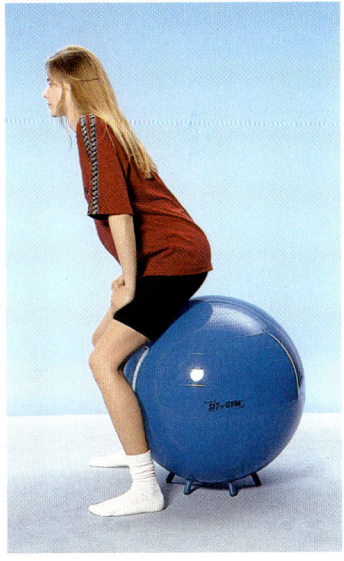

Hüpfen auf dem Ball

8

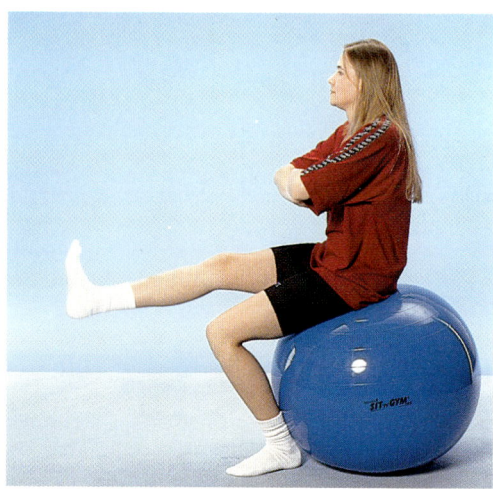

Kosaken-tanz

- Kosakentanz auf dem Ball (Beine in der Hüpfbewegung abwechselnd anheben)
- Körperdrehungen aus der Bauchlage, Füße halten Bodenkontakt (gute Koordinations- und Gleichgewichtsschulung)
- Seilchenspringen mit einem langen Theraband
- Theraband wie ein Lasso vor und neben dem Körper schwingen
- leichtes Band mit dynamischen abwechselnden Zugbewegungen unter Spannung setzen (als Expander oder wie beim Bogenschießen etc.)
- leichtes Theraband unter die Fußsohle führen, Enden mit den Händen festhalten, Bein zum Boden strecken
- Enden des Latexbandes in den Händen halten, Arme über Kopf strecken, Oberkörper leicht seitlich abkippen

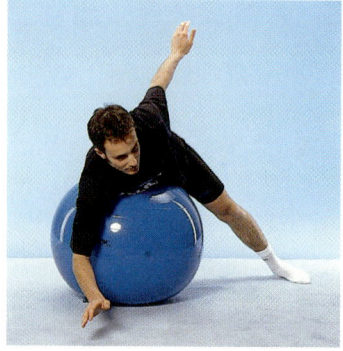

Beginn der Körperdrehung

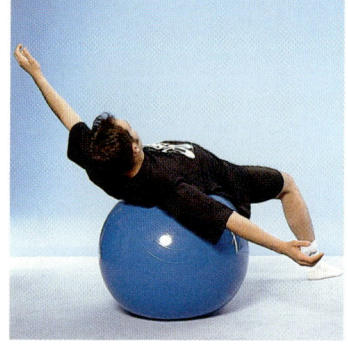

Endphase der Drehung

Kapitel 9
Übungsformen des Krafttrainings

Beim Rückentraining werden viele Bewegungen **statisch** durchgeführt. Das ermöglicht zum einen eine große Kraftentwicklung und ist zum anderen eine Vorsichtsmaßnahme. Wie bereits im Kapitel über das statische Krafttraining beschrieben, erfolgt die schnellste Kraftsteigerung durch maximale Kraftaufwendung gegen einen Widerstand. Der eigene Körper, das Theraband oder der Pezziball bieten geeignete Angriffsflächen oder Zugwiderstände. Vorsicht ist vor allem bei Übenden geboten, die unter akuten Rückenschmerzen oder degenerativen Veränderungen der Wirbelsäule leiden. Große oder dynamische Bewegungen können Reizzustände und Schmerzen auslösen.

Dynamisches Krafttraining sollte trotzdem nicht ganz aus dem Übungsprogramm fallen. Die Koordination innerhalb eines Muskels (intramuskuläre Koordination) und das Zusammenspiel mehrerer Muskelgruppen (intermuskuläre Koordination) werden nur durch das bewegte Training gesteigert.

Bei den aufgeführten Kräftigungsübungen finden Sie Hinweise zu Wiederholungszahlen und Serien. »3 Serien à 20 Wiederholungen« bedeutet, Sie führen 20 Wiederholungen durch, nach einer Pause folgen die nächsten 20 Wiederholungen und nach einer weiteren Unterbrechung die letzten 20 Bewegungen.

Der Vorteil des **Arbeitens in Serien** liegt darin, daß man nicht bis zur Erschöpfung trainiert. Ermüdung eines Muskels führt zu fehlerhaften Bewegungsmustern oder schwungvoller Ausführung. Beides geht zu Lasten der Wirbelsäule. Nach einer kurzen Pause ist der Muskel, vereinfacht dargestellt, wieder mit Grundstoffen der Energiebereitstellung versorgt und kann wieder effektiver arbeiten. Die Pausenzeit richtet sich nach dem Trainingsziel und der Intensität. Beim Maximalkrafttraining kann die Serienpause einige Minuten dauern, im Kraftausdauertraining reicht eine Erholungsphase von 30 bis 60 Sekunden. Im Freizeitbereich reicht es aus, die Pausen nach Gefühl auszudehnen, im Leistungssport sollten vorgegebene Pausenzeiten genau eingehalten werden. Kleine lockernde Bewegungen (**aktive Pause**) fördern den Abtransport unnötiger Reststoffe.

9

Zur vollständigen Erholung benötigt der Muskel allerdings, je nach vorheriger Anstrengung, Stunden, Tage oder sogar Wochen, zum Beispiel nach einem Marathonlauf.

Die Übungsbeschreibungen folgen einem bestimmten Muster und werden überwiegend durch eine Abbildung ergänzt:

- Jede Übung beginnt mit der Einnahme der **Ausgangsstellung**.

> Bei der Ausgangsstellung ist immer auf eine **gerade Wirbelsäulenform** zu achten.

Der aktive aufrechte Stand wird erzielt, indem die Knie leicht gebeugt werden und das Becken nach vorne gekippt wird. Das Hohlkreuz wird abgeflacht durch entsprechende Spannung in der Bauch- und Gesäßmuskulatur.

Die Schrittstellung bietet einen stabilen Stand gegen die Zugrichtung.

Für die Übungen aus vorgebeugter Stellung sollten Sie sogenannte »Trockenübungen« seitlich vor dem Spiegel durchführen. Üben Sie das Vorbeugen aus der Hüfte: Gesäß nach hinten schieben, Schultern zurückziehen, Kopf in Verlängerung der Wirbelsäule.

- Vor der Erläuterung der Übungsausführung werden die **Hauptbewegungsmuskeln** genannt.
- Achten Sie besonders auf die Hinweise auf die häufigsten **Fehler** und überprüfen Sie Ihre Haltung und Ausführung daraufhin.
- Am Ende der Übungsbeschreibungen folgen Empfehlungen für Wiederholungszahlen beziehungsweise Serien für statische Kraftarbeit und ein dynamisches Krafttraining. Beim **statischen Training** sollten Sie nicht erschrecken, wenn der beanspruchte Muskel anfängt zu zittern. Es ist ein Zeichen von Anstrengung; je stärker das Muskelzittern, desto besser ist Ihre Fähigkeit, einen Muskel zu kontrahieren. Beim **dynamischen Krafttraining** wird zwischen Kraftausdauertraining und Steigerung der Maximalkraft unterschieden. Bedenken Sie, daß bei einem Training der Maximalkraft der Widerstand, das heißt das Trainingsgewicht oder die Zugkraft des Bandes, erhöht und längere Pausen zwischen den Serien eingehalten werden müssen als beim Kraftausdauertraining. Wählen Sie die Bandstärke so, daß Sie bei den Wiederholungen des letzten Satzes zwar ermüdet sind, die Bewegung aber noch korrekt ausführen können.

Übungen zur Kräftigung der Hals- und Nackenmuskulatur mit dem Pezziball

Da die Halswirbelsäule aus sehr kleinen Wirbeln besteht, ist sie sehr empfindlich. Ruckartige Bewegungen können aufgrund der flachen Gelenkfacetten einen Wirbel ausrenken. Verschiedene Erkrankungen der

Halswirbelsäule, wie Schleudertrauma, Wirbelbruch oder der »steife Hals«, bestätigen die hohe Empfindlichkeit. In den folgenden Übungen handelt es sich daher meist um statisches Krafttraining (Spannungsaufbau ohne sichtbare Bewegung).

Übung P (= Pezziball) 1

Ausgangsstellung: Sitz auf dem Ball
Agonist: Nackenmuskulatur
Ausführung:
- Hände fassen die dickste Stelle des Hinterkopfes
- Ellbogen zeigen nach außen
- Druck des Kopfes gegen die Handinnenflächen
- Spannung mehrere Sekunden halten, langsam lösen
Fehler:
- Rundrückenbildung
- Kopf fällt nach hinten (starke Lordosierung der Halswirbelsäule)
statisches Krafttraining: 4mal 10 Sekunden

Übung P 2

Ausgangsstellung: Sitz auf dem Ball
Agonist: seitliche Halsmuskulatur
Ausführung:
- flache Hände fassen etwas über den Ohren jeweils rechts und links seitlich an den Kopf
- der Kopf drückt im Wechsel rechts und links gegen die Handinnenflächen, dabei wandern die Hände mal vor zum Gesicht oder zurück zum Hinterkopf
- Spannung auf jeder Seite mehrere Sekunden halten
Fehler:
- Kopf wird zu weit zur Seite geneigt (Übung eventuell vor einem Spiegel durchführen)
- Hände zu tief am Hals
- Ellbogen zeigen nach vorn oder unten
statisches Krafttraining: 6 Serien 4mal jede Seite 6 Sekunden halten

9

Übung P 3

Ausgangsstellung: Sitz auf dem Ball
Agonist: vordere Halsmuskulatur
Ausführung:
- beide Hände fassen von vorn an die Stirn
- Ellbogen zeigen nach vorn
- gegen den Widerstand der Hände das Kinn zur Brust ziehen
- Spannung einige Sekunden halten

Fehler:
- Einrollen der Wirbelsäule, um mehr Kraft zu entwickeln
- Kopf vorgeneigt, Doppelkinn

statisches Krafttraining: 4mal 10 Sekunden

Übung P 4

Ausgangsstellung: Bauchlage auf dem Ball
Agonist: Nackenmuskulatur
Ausführung:
- Hände verschränken und an den Hinterkopf legen
- Ellbogen zeigen nach außen
- Hände drücken den Kopf nach unten
- Kopf und den Oberkörper gegen den Widerstand minimal anheben

Fehler:
- Druck der Hände zu stark, Doppelkinn
- Hohlkreuz, Oberkörper zu weit angehoben

statisches Krafttraining: 4mal 10 Sekunden
dynamisches Krafttraining: 3 Serien à 12 Wiederholungen

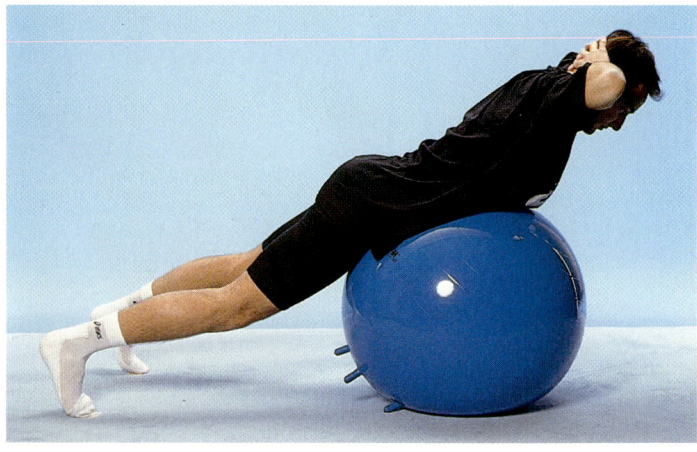

Nacken- und Rückenkräftigung

Übung P 5

Ausgangsstellung: Rückenlage auf dem Ball
Agonist: vordere Halsmuskulatur
Ausführung:
- Brustwirbelsäule liegt auf dem Ball
- unter Einhaltung der physiologischen Halsform wird der Kopf einige Sekunden in Verlängerung der Wirbelsäule gehalten
- anschließend vorrollen, so daß auch der Kopf auf dem Ball liegt

Fehler:
- Kopf fällt zu weit nach hinten oder ist zu weit herangezogen (eventuell Partnerhilfe zur Haltungskontrolle)

statisches Krafttraining: 4mal 15 Sekunden

Übungen zur Kräftigung der Hals- und Nackenmuskulatur mit dem Theraband

Im Bereich der Hals- und Nackenmuskulatur sollte beim dynamischen Krafttraining auf eine Steigerung der Maximalkraft verzichtet werden. Die Gefahr, daß die Halswirbelsäule zum Beispiel durch die Wahl eines zu schweren Therabandes Schaden nimmt, ist zu groß.

Übung T (= Theraband) 1

Ausgangsstellung: Sitz
Agonist: Nackenmuskulatur
Ausführung:
- Theraband um die dickste Stelle des Hinterkopfes legen
- Enden in Höhe des Kopfes halten
- Bänder und den Kopf nach vorne ziehen
- Nackenmuskeln anspannen, um die Wirbelsäule aufrechtzuhalten
- Zugspannung einige Sekunden halten

Fehler:
- Hände zu hoch oder zu tief, Band rutscht ab
- Rundrückenbildung

statisches Krafttraining: 5mal 10 Sekunden

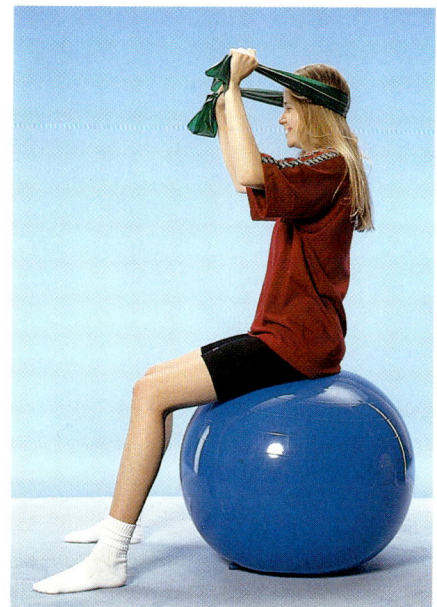

Kräftigung der Nackenmuskulatur

Übung T 2

Ausgangsstellung: breiter Stand
Agonist: seitliche Halsmuskulatur
Ausführung:
- Enden des Therabandes werden in Kopfhöhe fixiert
- die Schlaufe wird um den Kopf gelegt und das Band wird gespannt, Bandenden gehen seitlich vom Körper weg
- durch eine Gewichtsverlagerung (Beugung des entfernten Beines) erfolgt eine stärkere Zugspannung
- nach einigen Wiederholungen Seite wechseln
Fehler:
- Kopf kippt zur Seite
- seitliche Verdrehung des Rumpfes
statisches Krafttraining: 4mal 10 Sekunden
dynamisches Krafttraining: 3 Serien à 20 Wiederholungen

Übung T 3

Ausgangsstellung: Schrittstellung
Agonist: vordere Halsmuskulatur
Ausführung:
- Enden des Therabandes werden in Kopfhöhe fixiert
- Schlaufe wird über die Stirn gelegt, Enden ziehen nach hinten
- mit den Händen seitlich am Kopf Wegrutschen des Bandes verhindern
- Gewichtsverlagerung nach vorne, Spannung des Bandes erhöhen
- Endstellung einige Sekunden halten
Fehler:
- bereits in der Ausgangsstellung zu viel Zug auf dem Band, Kopf fällt in den Nacken
- Hohlkreuzhaltung, fehlende Rumpfspannung
statisches Krafttraining: 6mal 10 Sekunden

Übung T 4

Ausgangsstellung: Sitz
Agonist: Nackenmuskulatur
Ausführung:
- Theraband liegt oben über dem hinteren Teil des Kopfes
- Enden werden in den Händen gehalten
- Arme ziehen das Band schräg nach unten zum Boden
- Kopf drückt gegen die Zugwirkung nach oben
Fehler:
- Rundrückenbildung, fehlende Rumpfspannung
- Band zieht am Körper vorbei, Zugspannung geht nur nach unten
statisches Krafttraining: 4mal 10 Sekunden

Übung T 5

Ausgangsstellung: breiter aufrechter Stand
Agonisten: Nacken- und seitliche Halsmuskulatur
Ausführung:
- Theraband unter den Fußsohlen fixieren, Knie leicht gebeugt, Becken gekippt
- Band unter Spannung und mit den Händen halten
- beide Schultern gleichzeitig zu den Ohren ziehen, einige Sekunden halten

Fehler:
- Hohlkreuzhaltung

statisches Krafttraining: 4mal 15 Sekunden
dynamisches Krafttraining: 3 Serien à 18 Wiederholungen

Übungen zur Kräftigung der Schulter- und Brustmuskulatur mit dem Pezziball

Übung P 6

Ausgangsstellung: Bauchlage auf dem Ball
Agonisten: Brustmuskulatur (M. pectoralis),
    Armmuskulatur (M. biceps und M. trizeps brachii)
Ausführung:
- Vorrollen, je nach Kraft (Anfänger Hüfte auf dem Ball, Fortgeschrittene Unterschenkel auf dem Ball)
- Hände leicht nach innen gedreht (Daumen zeigen zueinander) schulterbreit aufstützen
- Liegestütz, das heißt Arme beugen und wieder strecken

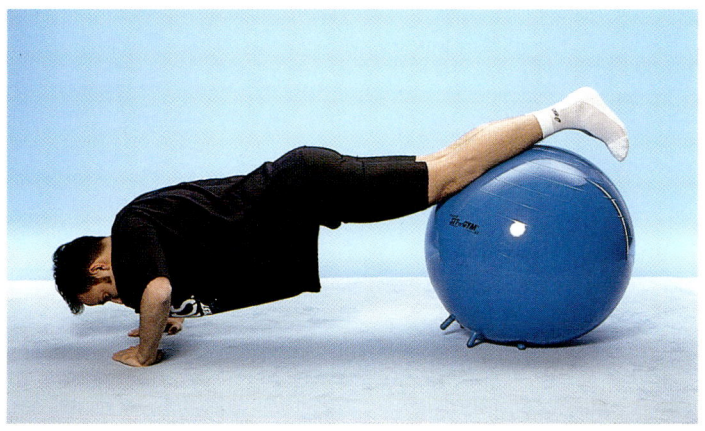

Liegestütz auf dem Pezziball

Fehler:
• Hohlkreuz, fehlende Körperspannung
dynamisches Krafttraining: 3 Serien à 14 Wiederholungen

Übung P 7

Ausgangsstellung: Sitz auf dem Ball
Agonist: Brustmuskulatur (M. pectoralis)
Ausführung:
• Arme in Brusthöhe, Ellbogen zeigen nach außen
• Handflächen liegen aneinander
• Druck der Hände gegeneinander einige Sekunden halten
Fehler:
• Schultern fallen nach vorne
• Arme sacken während der Übung in Bauchhöhe
statisches Krafttraining: 6 mal 10 Sekunden

Übung P 7 a

Ausgangsstellung: aufrechter Stand
Agonist: Brustmuskulatur (M. pectoralis)
Ausführung:
• Ball an den Seiten mit beiden Händen halten
• Ellbogen nach außen und in Brusthöhe
• Ball zusammendrücken
Fehler:
• keine korrekte Ausgangsstellung
statisches Krafttraining: 4 mal 15 Sekunden

Übung P 8

Ausgangsstellung: Sitz auf dem Ball
Agonist: Schultermuskulatur (M. trapezius, M. rhomboideus)
Ausführung:
• Arme in Brusthöhe, Ellbogen zeigen nach außen
• Finger haken ineinander oder Handgelenke umfassen sich gegenseitig
• Hände auseinanderziehen, Schulterblätter zusammendrücken
• Spannung einige Sekunden halten
Fehler:
• Arme zu tief
• Hohlkreuz
statisches Krafttraining: 6 mal 10 Sekunden

Übung P 9

Ausgangsstellung: Bauchlage auf dem Ball
Agonisten: Schultermuskulatur (M. trapezius, M. rhomboideus), Rückenstrecker (M. erector spinae)

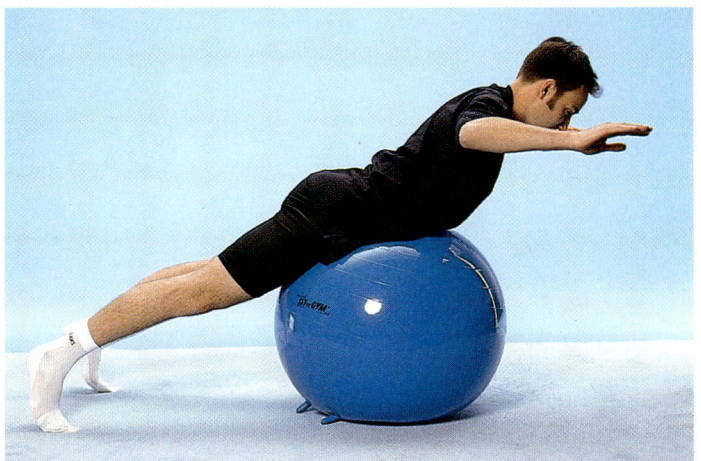

Kräftigung der Schultermuskeln

Ausführung:
- Vorrollen auf dem Ball, bis das Becken auf dem Ball liegt
- Füße etwas mehr als hüftbreit auseinander auf den Boden stellen
- Arme seitlich in U-Form neben den Körper legen
- Oberkörper anheben, Schulterblätter zusammendrücken

Fehler:
- Hohlkreuz, Oberkörper zu weit angehoben
- Kopf im Nacken
- fehlende Körperspannung, kein Aufrichten möglich

statisches Krafttraining: 5mal 15 Sekunden
dynamisches Krafttraining: 3 Serien à 18 Wiederholungen

Übung P 10

Ausgangsstellung: Bauchlage auf dem Ball
Agonisten: Schultermuskulatur (M. trapezius, M. deltoideus), Rückenstrecker (M. erector spinae)

Ausführung:
- Füße etwas mehr als hüftbreit auf den Boden stellen
- Arme in U-Form neben den Körper legen
- im Wechsel die Arme in Verlängerung der Wirbelsäule strecken
- gestreckt einige Sekunden halten

Variation:
- beide Arme gleichzeitig strecken

Fehler:
- Arme werden zu weit zur Seite gestreckt
- Mitbewegen des Rumpfes

dynamisches Krafttraining: 4 Serien à 30 Wiederholungen

9

Übung P 11

Ausgangsstellung: Bauchlage auf dem Ball
Agonist: Schultermuskulatur (M. trapezius, M. rhomboideus)
Ausführung:
- Vorrollen, bis die Arme locker vor dem Ball hängen
- Füße etwas mehr als hüftbreit auseinander auf den Boden stellen
- Arme vor dem Ball so halten, als ob man etwas umarmen wollte (leicht gebeugt, Ellbogen nach außen, Finger zueinander)
- Oberkörper minimal anheben, Arme seitlich anheben, Ellbogen zeigen zur Decke
Fehler:
- fehlende Körperspannung
- Hände markieren die höchste Stelle, Arme nicht gebeugt
dynamisches Krafttraining: 4 Serien à 20 Wiederholungen

Übung P 12

Ausgangsstellung: Bauchlage auf dem Ball
Agonisten: Schultermuskulatur (M. deltoideus, M. latissimus dorsi), Rückenstrecker (M. erector spinae)
Ausführung:
- Füße etwas mehr als hüftbreit auseinander in den Boden stemmen
- Arme in Verlängerung der Wirbelsäule strecken, Handflächen zeigen zum Boden
- Oberkörper minimal anheben (Anspannen der Rücken- und Schultermuskeln)
- Arme neben dem Körper zum Rumpf heranziehen, maximale Beugung des Ellbogengelenks
- Arme im Wechsel beugen und strecken
Fehler:
- Bewegung wird zu schnell ausgeführt
- Hände, Ellbogen und Schulter sind nicht in gleicher, waagerechter Ebene
dynamisches Krafttraining: 3 Serien à 18 Wiederholungen

Übungen zur Kräftigung der Schulter- und Brustmuskulatur mit dem Theraband

Übung T 6

Ausgangsstellung: Sitz auf dem Ball
Agonist: Schultermuskulatur (M. deltoideus, M. trapezius)
Ausführung:
- ein Bein strecken, Theraband um den Fuß legen
- Band spannen, die Enden mit den Händen halten

- Seil eng am Körper ent-
  langziehen
- Arme beugen, bis die
  Ellbogen etwas über
  Schulterhöhe sind
- Arme wieder senken
- nach einigen Wiederholun-
  gen Bein wechseln

Fehler:
- Zugweg des Bandes zu
  weit vom Körper entfernt
- Hohlkreuz beim Anheben
  der Arme

dynamisches Krafttraining:
- Kraftausdauer: 3 Serien
  à 18 Wiederholungen
- Maximalkraft: 5 Serien
  à 10 Wiederholungen

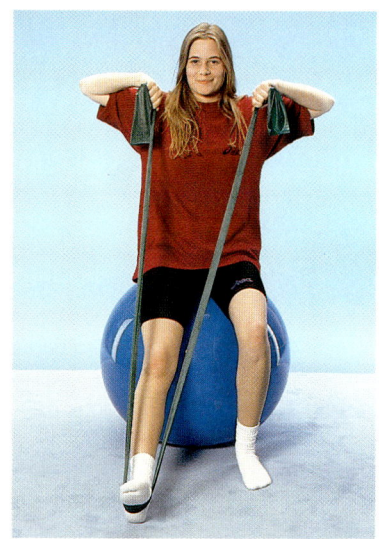

**Kräftigung der Schultermuskeln
(Endstellung)**

Übung T 7

Ausgangsstellung: einbeiniger Kniestand
Agonist: Schultermuskulatur (M. trapezius, M. rhomboideus)
Ausführung:
- Theraband unter dem aufgestellten Fuß fixieren
- Oberkörper aus der Hüfte beugen, bis er auf dem Oberschenkel auf-
  liegt
- Bandenden mit den Händen halten, Band unter Spannung bringen
- mit leicht gebeugten Ellbogen Arme seitlich anheben
- nach kurzer Haltezeit Spannung langsam lösen

Fehler:
- Oberkörper wird angehoben
- Arme bleiben seitlich nicht in Schulterhöhe
- Bewegung wird zu schnell ausgeführt

statisches Krafttraining: 3mal 10 Sekunden

9

Übung T 8

Ausgangsstellung: einbeiniger Kniestand
Agonist: Schultermuskulatur (M. deltoideus, M. trapezius)
Ausführung:
- Theraband in Schulterhöhe fixieren
- Bandenden mit den Händen halten, Band unter Spannung bringen
- bei aufgerichtetem Oberkörper die gebeugten Arme zurückziehen

Fehler:
- Arme sacken ab in Bauchhöhe
- Oberkörper bewegt sich mit

dynamisches Krafttraining:
- Kraftausdauer: 3 Serien à 20 Wiederholungen
- Maximalkraft: 4 Serien à 8 Wiederholungen

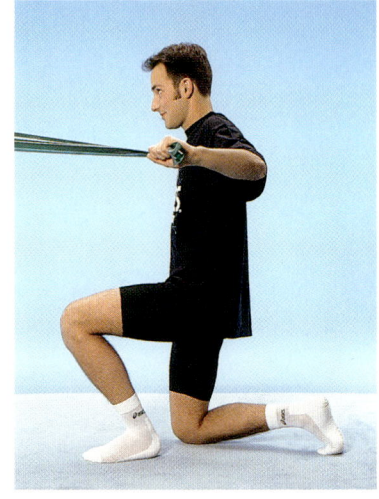

Kräftigung des Schultergürtels (Endstellung)

Übung T 9

Ausgangsstellung: einbeiniger Kniestand
Agonist: Schultermuskulatur (M. deltoideus, M. teres major, M. latissimus dorsi)
Ausführung:
- Theraband in Schulterhöhe fixieren
- Enden mit den Händen halten
- die gestreckten Arme seitlich am Körper vorbeiziehen
- Spannung lösen

Fehler:
- Bewegung wird mit viel Schwung durchgeführt
- Rundrückenbildung, Hals- und Brustwirbelsäule nicht fixiert

dynamisches Krafttraining:
- Kraftausdauer: 3 Serien à 20 Wiederholungen
- Maximalkraft: 5 Serien à 8 Wiederholungen

Übung T 10

Ausgangsstellung: Schrittstellung
Agonist: Schultermuskulatur (M. deltoideus, M. trapezius, M. rhomboideus, M. latissimus dorsi)
Ausführung:
- Theraband in Hüfthöhe fixieren
- Enden mit den Händen halten
- ein Arm wird mit gebeugtem Ellbogen in Höhe der Hüfte gehalten

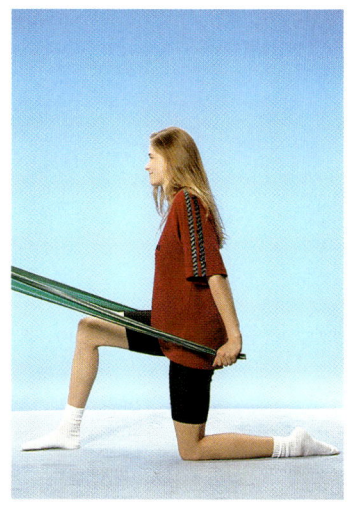
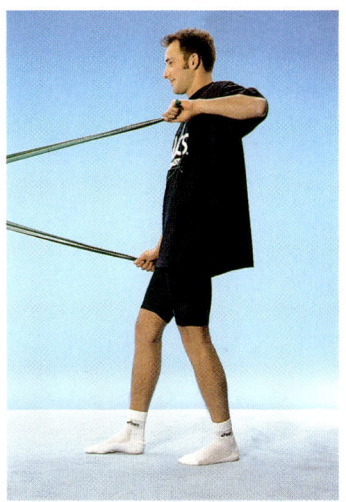

Kräftigung der Schultermuskeln (Endstellung)

Stabilisation der Wirbelsäule (der linke ist der aktive Arm)

- der andere, aktive Arm ist in Schulterhöhe ausgestreckt
- die Zugbewegung des aktiven Armes geht nach hinten, der Ellbogen ist in der Endstellung hinter dem Rücken
- nach einigen Wiederholungen wird der aktive Arm gewechselt

Fehler:
- Rotation der Wirbelsäule
- kein aufrechter Stand

dynamisches Krafttraining:
- Kraftausdauer: 2 Serien à 25 Wiederholungen je Seite
- Maximalkraft: 4 Serien à 10 Wiederholungen je Seite

Übung T 11

Ausgangsstellung: aufrechter Stand
Agonisten: Schultermuskeln (M. trapezius, M. rhomboideus, M. serratus anterior), Armstrecker (M. trizeps brachii)
Ausführung:
- jeweils ein Ende des Therabandes in den Händen halten
- Arme in Brusthöhe beugen
- das Band wird nah am Körper gehalten und weit auseinandergezogen
- anschließend die Spannung langsam lösen

Fehler:
- Arme weit vor dem Körper gestreckt
- Hohlkreuz

statisches Krafttraining: 4mal 15 Sekunden

9

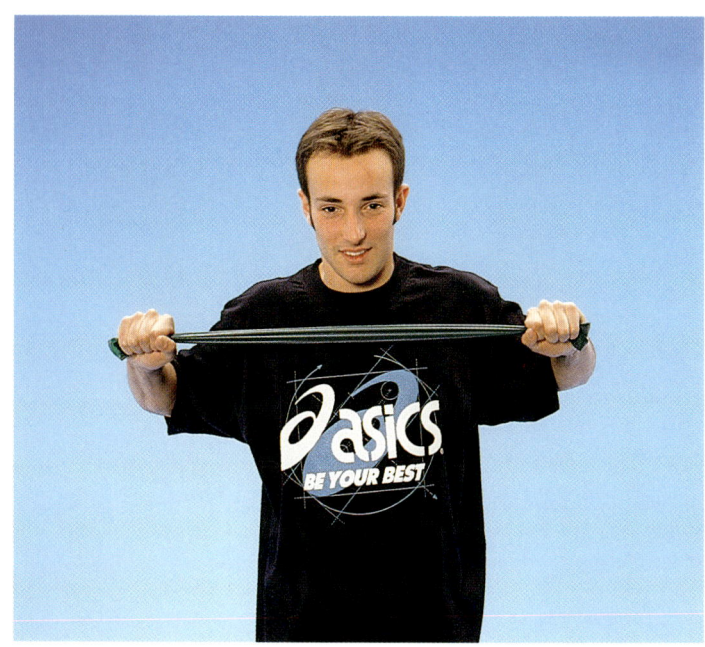

Das Theraband als Expander (Ausgangsstellung)

dynamisches Krafttraining:
- Kraftausdauer: 3 Serien à 25 Wiederholungen
- Maximalkraft: 5 Serien à 10 Wiederholungen

Übung T 12

Ausgangsstellung: Schrittstellung
Agonisten: Schultermuskulatur (M. deltoideus, M. trapezius), Brust-
muskulatur (M. pectoralis)
Ausführung:
- Theraband unter dem vorderen Fuß fixieren
- die Enden festhalten und Band unter Spannung bringen
- bei leichter Beugung des Ellbogengelenks die Arme über den Kopf
strecken
- anschließend die Spannung langsam lösen
Fehler:
- Arme verdreht
- fehlende Grundspannung, der ganze Körper bewegt sich mit
- Standbein durchgestreckt
dynamisches Krafttraining:
- Kraftausdauer: 3 Serien à 20 Wiederholungen
- Maximalkraft: 4 Serien à 8 Wiederholungen

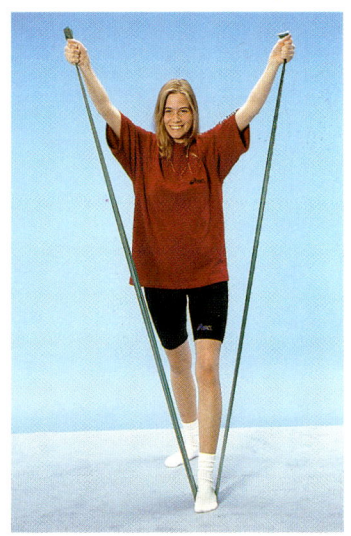 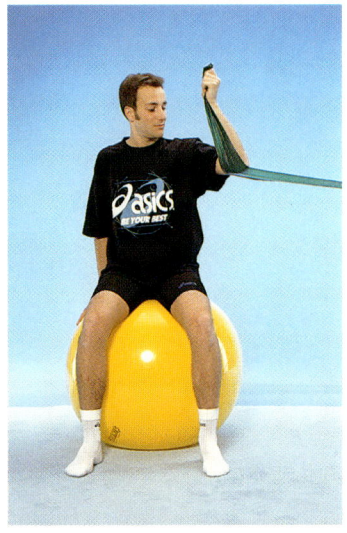

**Kräftigung des Schultergürtels
(Endstellung)**

**Kräftigung der Brustmuskulatur
(Zugbewegung)**

Übung T 13

Ausgangsstellung: Sitz
Agonist: Brustmuskulatur (M. pectoralis)
Ausführung:
- Theraband seitlich in Brusthöhe fixieren
- Bandende mit dem aktiven Arm festhalten
- aktiven Arm in U-Form gehalten, Band läut entlang des Unterarmes
- aktiven Arm vor den Körper ziehen (Butterfly)
- nach mehreren Wiederholungen aktiven Arm wechseln
Fehler:
- bei falscher Zugrichtung rutscht das Band vom Arm ab
- Oberkörper rotiert mit
dynamisches Krafttraining:
- Kraftausdauer: 3 Serien à 20 Wiederholungen je Seite
- Maximalkraft: 5 Serien à 10 Wiederholungen

Übung T 14

Ausgangsstellung: Schrittstellung
Agonisten: Brustmuskulatur (M. pectoralis), Schultermuskulatur
   (M. deltoideus, M. supraspinatus)
Ausführung:
- Theraband möglichst in Bodennähe fixieren
- mit dem Rücken zur Befestigung stellen

9

- jede Hand hält ein Ende, Daumen zeigen nach oben
- Arme seitlich am Körper entlang bis etwa in Brusthöhe anheben
- Spannung langsam wieder lösen

Fehler:
- Hohlkreuz
- Arme werden zu hoch gezogen
- Ellbogen zeigt zur Decke, Arme drehen

statisches Krafttraining: 4 mal 15 Sekunden
dynamisches Krafttraining:
- Kraftausdauer: 3 Serien à 25 Wiederholungen
- Maximalkraft: 5 Serien à 10 Wiederholungen

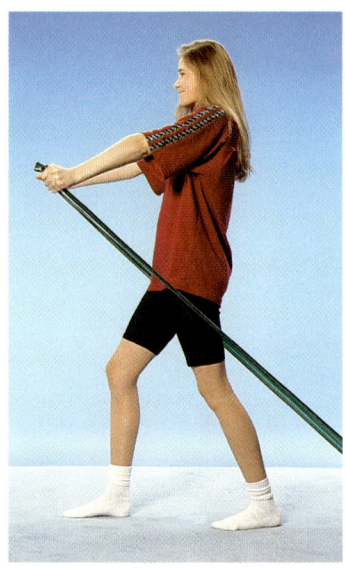

Kräftigung der Brustmuskulatur

Übungen zur Kräftigung der Rücken- und Bauchmuskulatur mit dem Pezziball

Bei den Übungen für die Bauchmuskulatur spielt die **Atmung** eine wichtige Rolle. Gerade Sportanfänger halten häufig die Luft an. Man bekommt einen roten Kopf, der Blutdruck steigt.

> Versuchen Sie während der Belastungsphase auszuatmen und zum Zeitpunkt der Entlastung einzuatmen.

Beim Bauchtraining bedeutet das, beim Anheben des Kopfes und der Schultern ausatmen, beim Zurücklegen einatmen. Durch lautes Atmen findet man seinen Atemrhythmus schneller.

Häufig klagen die Übenden beim Bauchtraining über starke **Nackenprobleme**. Die Beschwerden können vielfältige Ursachen haben: Die Preßatmung kann zu Kopf- und Nackenschmerzen führen; eine übertriebene Kopfhaltung, wie Kinn zur Brust ziehen oder Kopf nach hinten neigen, führt zu Belastungen der Nackenwirbel und Bandscheiben. Versuchen Sie den Kopf in der üblichen anatomischen Stellung zu halten, benutzen Sie bei ausgeprägtem Rundrücken eine Nackenrolle oder ein gefaltetes Handtuch als Stütze.

Eine weitere Ursache kann eine zu schwache Halsmuskulatur sein, für die das Anheben des Kopfes zu schwer ist. In diesem Fall sollten täglich einige Kräftigungsübungen für die Halswirbelsäule durchgeführt werden. Die Bauchübungen sollten Sie bei auftretenden Überlastungen häufiger unterbrechen.

Übung P 13

Ausgangsstellung: Rückenlage
Agonist: gerade Bauchmuskulatur (M. rectus abdominis)
Ausführung:
- Unterschenkel liegen auf dem Ball, rechter Winkel im Kniegelenk
- Arme seitlich anheben
- Kopf und Schultern anheben
- langsam wieder absenken
Fehler:
- Oberkörper zu weit angehoben, Lendenwirbel müssen am Boden bleiben
statisches Krafttraining: 6mal 10 Sekunden
dynamisches Krafttraining: 4 Serien à 12 Wiederholungen

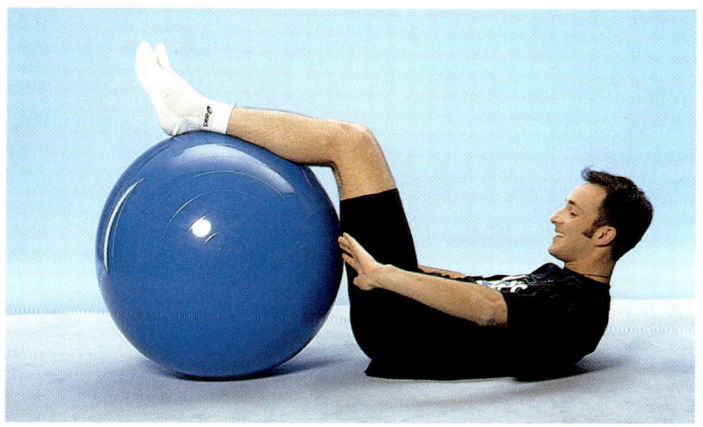

Statisch gehaltene Bauchübung

Übung P 14

Ausgangsstellung: Rückenlage
Agonisten: gerade Bauchmuskulatur (M. rectus abdominis), Oberschenkelbeuger (M. bizeps femoris)
Ausführung:
- Unterschenkel liegen auf dem Ball, rechter Winkel im Kniegelenk
- Hände hinter dem Kopf, Ellbogen zeigen nach außen
- Unterschenkel in den Ball drücken
- Kopf und Schultern anheben
- langsam zurückrollen, Spannung lösen

87

Fehler:
- Oberkörper zu schnell und mit Schwung angehoben
- Hüfte hebt vom Boden ab
- zu starkes Ziehen am Kopf

statisches Krafttraining: 6mal 10 Sekunden
dynamisches Krafttraining: 4 Serien à 10 Wiederholungen

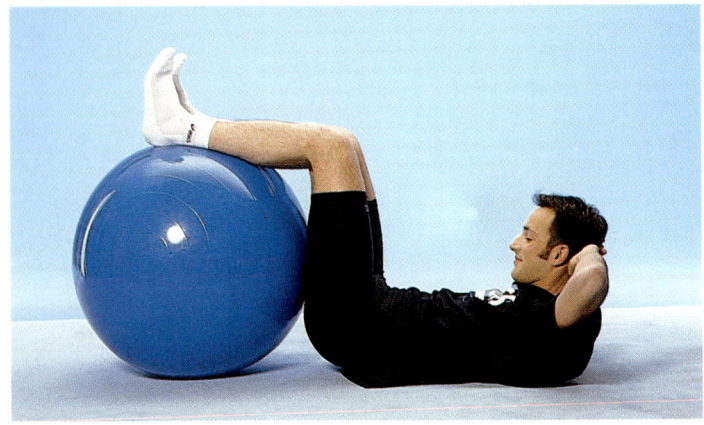

Gerade Bauchpresse

Übung P 15

Ausgangsstellung: Rückenlage
Agonist: gerade Bauchmuskulatur (M. rectus abdominis)
Ausführung:
- Unterschenkel liegen auf dem Ball, rechter Winkel im Kniegelenk
- Hände liegen auf den Oberschenkeln, Finger zeigen zueinander, Ellbogen nach außen
- Kopf und Schultern anheben, Hände drücken kräftig gegen die Oberschenkel
- nach einigen Sekunden Spannung lösen

Fehler:
- Kinn zu weit zur Brust gezogen (Doppelkinn)
- Konzentration nur auf den Armdruck, keine Bauchspannung

statisches Krafttraining: 6mal 15 Sekunden

Übung P 16

Ausgangsstellung: Rückenlage
Agonist: gerade Bauchmuskulatur (M. rectus abdominis)
Ausführung:
- Unterschenkel liegen auf dem Ball, rechter Winkel im Kniegelenk
- Arme ausgestreckt am Boden, Oberarme liegen am Kopf

- Kopf, Schultern und Arme werden angehoben
- langsam wieder abrollen

Fehler:
- Oberarme werden nach vorne genommen
- Übung wird mit viel Schwung ausgeführt

statisches Krafttraining: 4mal 10 Sekunden
dynamisches Krafttraining: 3 Serien à 14 Wiederholungen

Übung P 17

Ausgangsstellung: Rückenlage
Agonist: gerade und schräge Bauchmuskulatur
Ausführung:
- rechter Unterschenkel liegt auf dem Ball, linkes Bein überschlagen, so daß das linke Fußgelenk am rechten Knie liegt
- rechte Hand hinter den Kopf nehmen, linker Arm liegt seitlich neben dem Körper
- seitliche Einrollbewegung, rechter Ellbogen zieht zum linken Knie
- nach einigen Wiederholungen die Seite wechseln

Fehler:
- übertriebener Ehrgeiz, mit dem Ellbogen das Knie erreichen zu wollen
- Ball liegt zu weit vom Gesäß weg, rechtes Bein ist quasi gestreckt

dynamisches Krafttraining: 3 Serien à 18 Wiederholungen je Seite

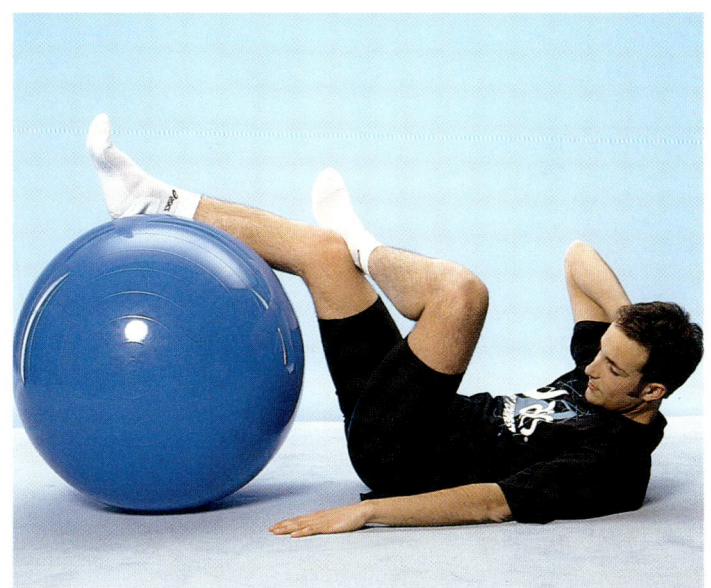

Einrollbewegung der schrägen Bauchpresse

Übung P 18

Ausgangsstellung: Rückenlage
Agonist: gerade und schräge Bauchmuskulatur
Ausführung:
- Unterschenkel liegen auf dem Ball, rechter Winkel im Kniegelenk
- Hände zusammenfalten und jeweils rechts und links an den Ball tippen
- Oberkörper leicht zur Seite anheben
Fehler:
- Rotation in der Wirbelsäule zu groß, seitliches Kippen
statisches Krafttraining: 3mal 15 Sekunden jede Seite
dynamisches Krafttraining: 3 Serien à 16 Wiederholungen im Wechsel

Übung P 19

Ausgangsstellung: Rückenlage auf dem Ball
Agonist: gerade Bauchmuskulatur (M. rectus abdominis)
Ausführung:
- Vorrollen auf dem Ball, bis die Lendenwirbelsäule aufliegt
- Arme in Schulterhöhe zur Decke strecken
- Kopf und Schultern vom Ball abheben, Arme ziehen zur Decke
- langsam wieder zurücklegen
Fehler:
- Beine sind durchgestreckt und rutschen vom Ball
- Arme holen durch Vor- und Zurückbewegungen Schwung
statisches Krafttraining: 6mal 10 Sekunden
dynamisches Krafttraining: 4 Serien à 12 Wiederholungen

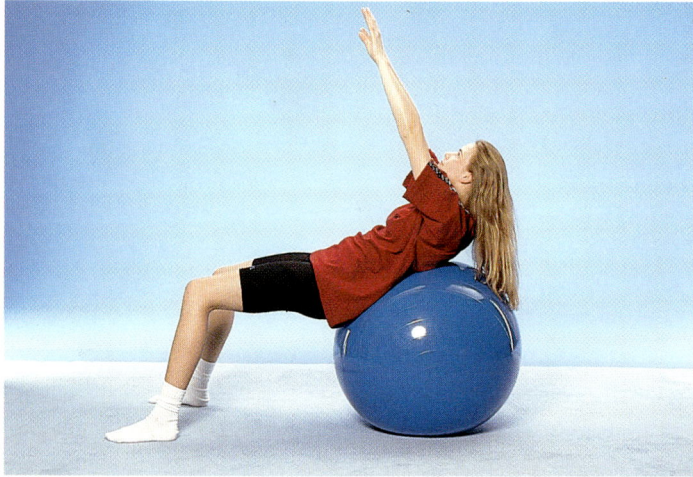

Kräftigung der Bauchmuskeln (Endstellung)

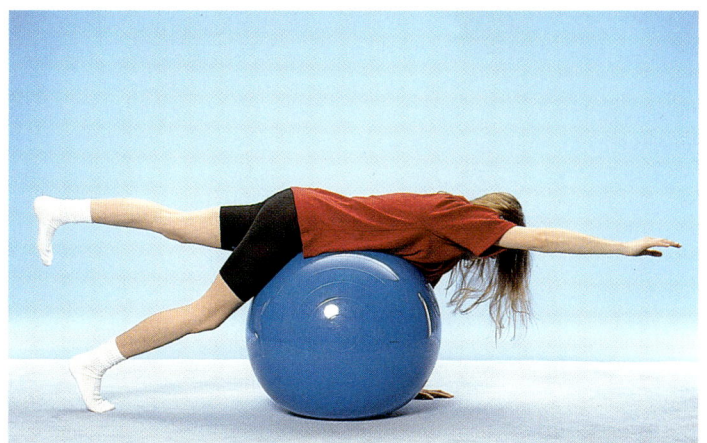

Diagonales Strecken auf dem Pezziball

Übung P 20

Ausgangsstellung: Bauchlage auf dem Ball
Agonist: Rückenstrecker (M. erector spinae)
Ausführung:
- diagonal werden der rechte Arm und das linke Bein gestreckt
- Gegenseite stützt sich auf den Boden
- nach einigen Sekunden die Seite wechseln

Fehler:
- aktive Seite nicht gestreckt
- aktive Seite zu weit angehoben (Hohlkreuz)
- Kopf im Nacken

statisches Krafttraining: 5mal 20 Sekunden je Seite

Übung P 21

Ausgangsstellung: Bauchlage auf dem Ball
Agonisten: Gesäßmuskel (M. gluteus), unterer Rückenstrecker (M. erector spinae)
Ausführung:
- Unterschenkel liegen am Boden, Hände stützen minimal
- ein Bein im rechten Winkel angewinkelt anheben, Fußsohle zeigt zur Decke
- kleine Auf-und-ab-Bewegungen aus der Hüfte
- nach einigen Wiederholungen Bein wechseln

Fehler:
- zu große Bewegungen (Hohlkreuz)
- das Kniegelenk des aktiven Beins bewegt sich mit

dynamisches Krafttraining: 3 Serien à 30 Wiederholungen je Seite

9

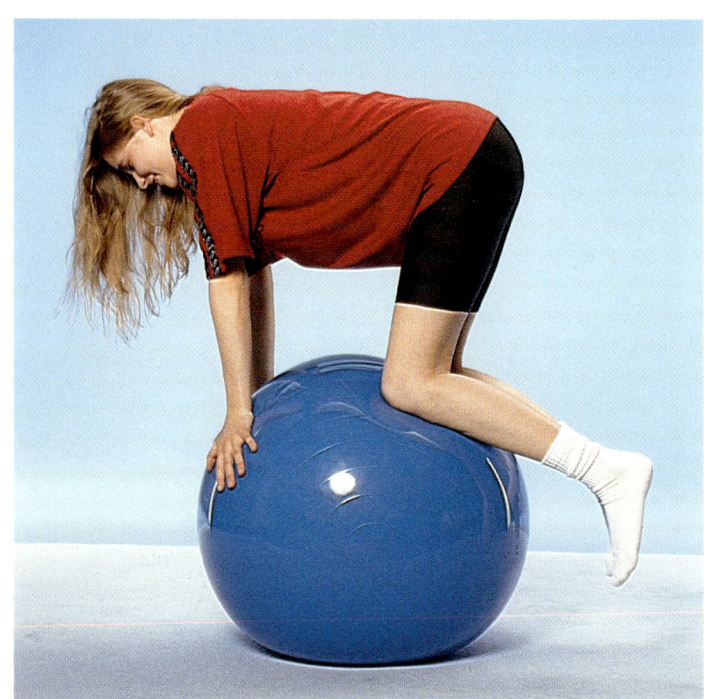

Ausgangsstellung verschiedener Gleichgewichts- und Spannungs-übungen

Übung P 22

Ausgangsstellung: Vierfüßlerstütz auf dem Ball
Agonisten: alle großen Muskelgruppen
(Gleichgewichtsschulung)
Ausführung:
- im Vierfüßlerstütz Gewicht verlagern, einen Arm, ein Bein oder je einen Arm und Bein diagonal strecken
- einige Sekunden im Gleichgewicht halten
Fehler:
- Hände oder Knie stehen zu eng
- zu schnelle Bewegungen, Zittern
statisches Krafttraining: 6mal 5 bis 15 Sekunden

Übung P 23

Ausgangsstellung: Stand
Agonisten: alle großen Muskelgruppen
(Gleichgewichtsschulung)

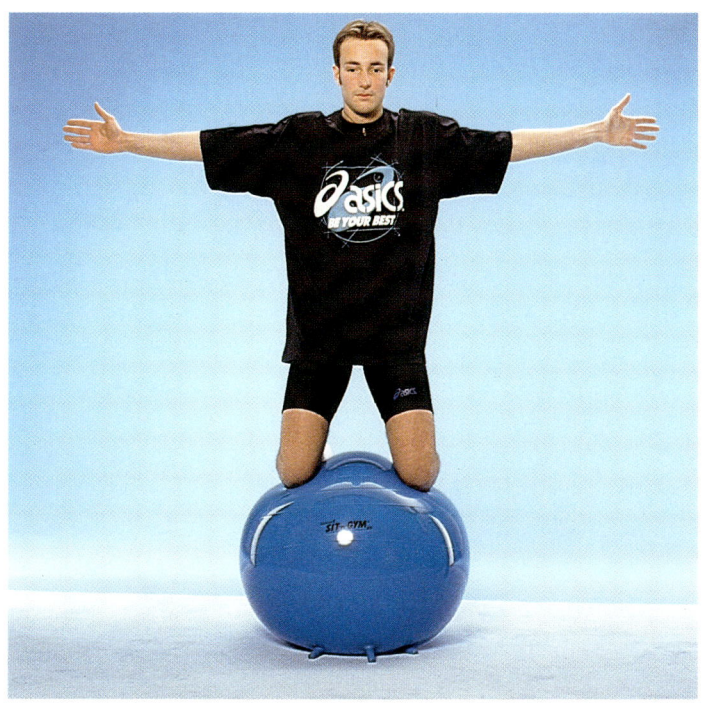

Spannungs- und Gleichgewichtsübung

Ausführung:
- Knie beugen und gegen den Ball drücken, Unterschenkel mit auflegen
- Gewicht nach vorne verlagern, Hände stützen sich minimal auf den Ball
- Gleichgewicht finden, Hände lösen und Arme ausstrecken
- im Kniestand einige Sekunden halten

Fehler:
- nur die Knie stützen
- Knie stehen zu eng

statisches Krafttraining: 6mal 5 bis 15 Sekunden

Übungen zur Kräftigung der Rücken- und Bauchmuskulatur mit dem Theraband

Übung T 15

Ausgangsstellung: Sitz
Agonisten: schräge Bauchmuskulatur, Brustmuskulatur (M. pectoralis), Schultermuskulatur (M. latissimus dorsi, M. teres major)

Ausführung:
- Theraband möglichst hoch befestigen
- Enden werden in den gefalteten Händen gehalten
- Arme seitlich neben dem Körper in Schulterhöhe
- vor dem Körper mit fast gestreckten Armen zum Knie der Gegenseite ziehen
- leichtes Einrollen in der Lendenwirbelsäule
- nach einigen Wiederholungen Seite wechseln

Fehler:
- Übung zu schwungvoll ausgeführt
- Füße zu eng aufgestellt, keine stabile Haltung

dynamisches Krafttraining:
- Kraftausdauer: 3 Serien à 20 Wiederholungen je Seite
- Maximalkraft: 5 Serien à 12 Wiederholungen je Seite

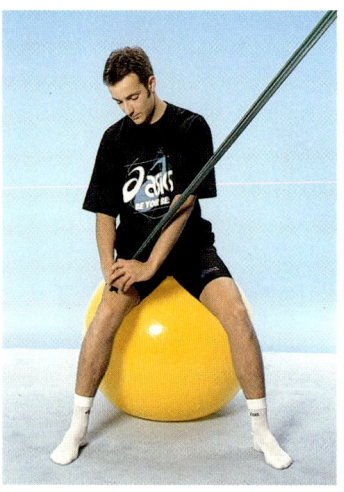

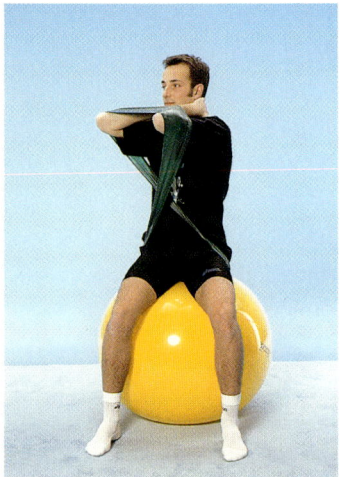

Kräftigung der Bauchmuskulatur (Endstellung)

Maximale Rotationsendstellung zu einer Seite

Übung T 16

Ausgangsstellung: Sitz
Agonist: schräge Bauchmuskulatur
Ausführung:
- Enden des Therabandes unter dem Gesäß befestigen
- Hände in den Nacken, Ellbogen zeigen nach vorne
- Band vor dem Körper kreuzen und die Schlaufe über die gebeugten Arme legen
- aufgerichteten Oberkörper zur Seite drehen, im Wechsel nach rechts und links

Fehler:
- Arme sacken ab
- Einrollen des Oberkörpers
- nur die Arme führen die Bewegung aus, nicht der Rumpf
- zu schwungvolle seitliche Ausweichbewegungen

statisches Krafttraining: 6mal 15 Sekunden je Seite
dynamisches Krafttraining:
- Kraftausdauer: 3 Serien à 18 Wiederholungen je Seite
- Maximalkraft: 4 Serien à 12 Wiederholungen je Seite

Übung T 17

Ausgangsstellung: Rückenlage am Boden
Agonist: schräge und gerade Bauchmuskulatur (M. rectus abdominis)
Ausführung:
- ein Bein anwinkeln, das andere Bein überschlagen
- Theraband möglichst hoch befestigen
- Bandenden in den Händen halten, Band unter Spannung bringen (Zugrichtung nach hinten)
- Oberkörper anheben, die gestreckten Arme ziehen das Band zum aufgestellten Bein
- nach einigen Wiederholungen Seite wechseln

Fehler:
- Körper liegt nicht optimal zur Zugrichtung des Bandes
- Oberkörper zu weit angehoben

statisches Krafttraining: 5mal 10 Sekunden je Seite
dynamisches Krafttraining:
- Kraftausdauer: 3 Serien à 18 Wiederholungen je Seite
- Maximalkraft: 4 Serien à 12 Wiederholungen je Seite

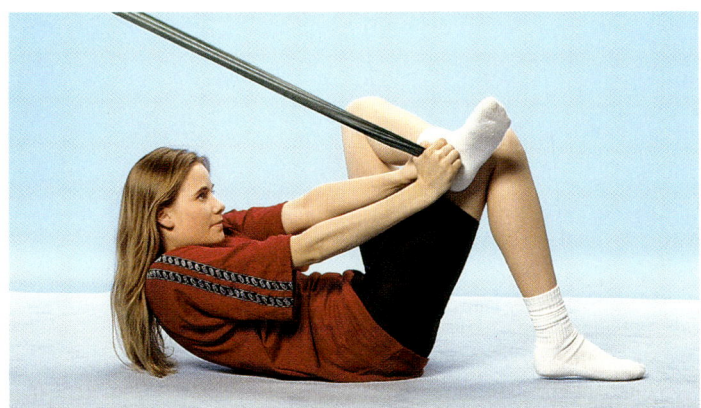

Schräge Bauchpresse mit dem Theraband

Übung T 18

Ausgangsstellung: Sitz

Agonisten: schräge Bauchmuskulatur, Rückenstrecker (M. erector spinae)

Ausführung:

- Theraband in Hüfthöhe befestigen
- Schlaufe um den Schultergürtel legen (Zugrichtung nach vorne)
- Arme vor der Brust kreuzen
- seitliche Rotationen im Wechsel nach rechts und links

Fehler:

- Rundrücken
- Bewegung erfolgt nicht gegen die Zugrichtung des Bandes

statisches Krafttraining: 6mal 10 Sekunden je Seite

dynamisches Krafttraining:

- Kraftausdauer: 3 Serien à 20 Wiederholungen je Seite
- Maximalkraft: 5 Serien à 10 Wiederholungen je Seite

Übung T 19

Ausgangsstellung: Fersensitz

Agonisten: schräge Bauchmuskulatur, Rückenstrecker (M. erector spinae, M. quadratus lumborum)

Ausführung:

- Theraband unter die Fußgelenke legen
- Arme über Kopf strecken, Band unter Spannung in den Händen halten
- abwechselnd seitliches Strecken der Körperflanke nach schräg oben

Fehler:

- Gesäß rutscht seitlich über die Fersen
- Rotationsbewegungen des Rumpfes
- zu kurze Streckbewegungen

statisches Krafttraining: 6mal 10 Sekunden je Seite

dynamisches Krafttraining: 3 Serien à 15 Wiederholungen je Seite

Übung T 20

Ausgangsstellung: Sitz

Agonist: schräge Bauchmuskulatur

Ausführung:

- Theraband in Brusthöhe neben dem Körper befestigen
- Bandenden mit beiden Händen halten
- Arme leicht gebeugt in Brusthöhe
- gegen die Zugrichtung den Oberkörper rotieren
- nach einigen Wiederholungen Seite wechseln

Fehler:

- Füße zu eng nebeneinander
- Rotation zu weit, seitliches Abkippen des Oberkörpers
- Schultern hochgezogen, nur die Arme bewegen sich

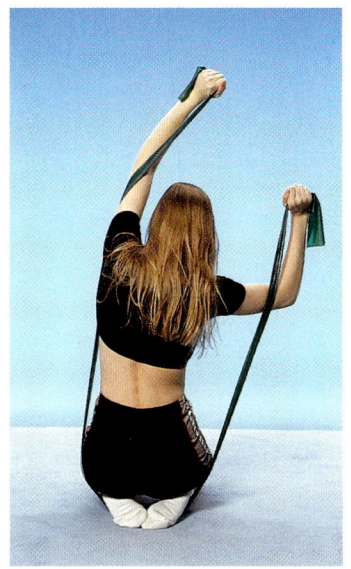
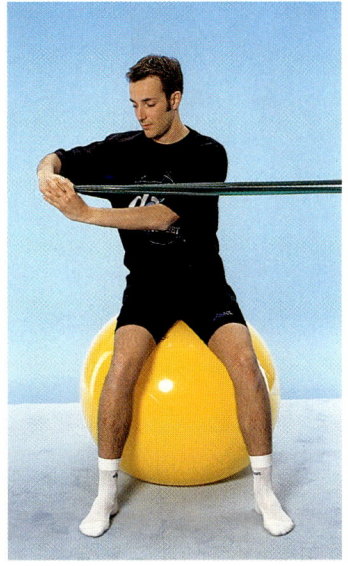

Seitliche Streckbewegung

Seitliche Rotation zur Kräftigung der Bauchmuskeln (Endstellung)

statisches Krafttraining: 5mal 10 Sekunden je Seite
dynamisches Krafttraining:
- Kraftausdauer: 3 Serien à 18 Wiederholungen je Seite
- Maximalkraft: 5 Serien à 12 Wiederholungen je Seite

Übung T 21

Ausgangsstellung: Sitz am Boden
Agonisten: Rückenstrecker (M. erector spinae), Oberschenkelrückseite
(ischiocrurale Muskulatur), Gesäßmuskulatur (M. gluteus)

9

Kräftigung der Körperrückseite (Endstellung)

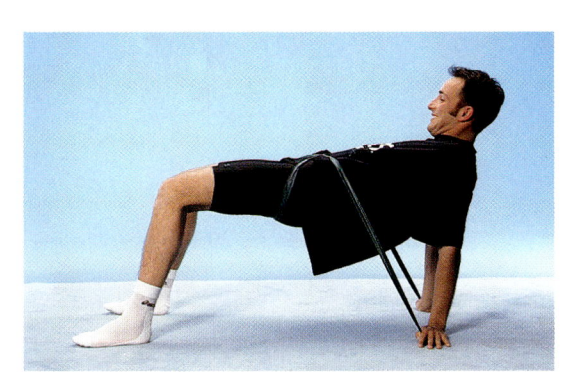

Ausführung:
- Mitte des Therabandes über die Hüfte legen
- mit jeweils einem Ende eine Schlinge um ein Bein legen
- die Bandenden mit der gegenüberliegenden Hand halten
- Hüfte anheben in den rückwärtigen Stütz

Fehler:
- Theraband falsch um die Beine gelegt, Beine abgeschnürt
- Füße zu weit auseinander aufgesetzt
- Hüfte nicht gestreckt

statisches Krafttraining: 4mal 10 Sekunden
dynamisches Krafttraining:
- Kraftausdauer: 3 Serien à 20 Wiederholungen
- Maximalkraft: 5 Serien à 10 Wiederholungen

Übung T 22

Ausgangsstellung: Stand
Agonist: Hüftbeuger (M. iliopsoas)

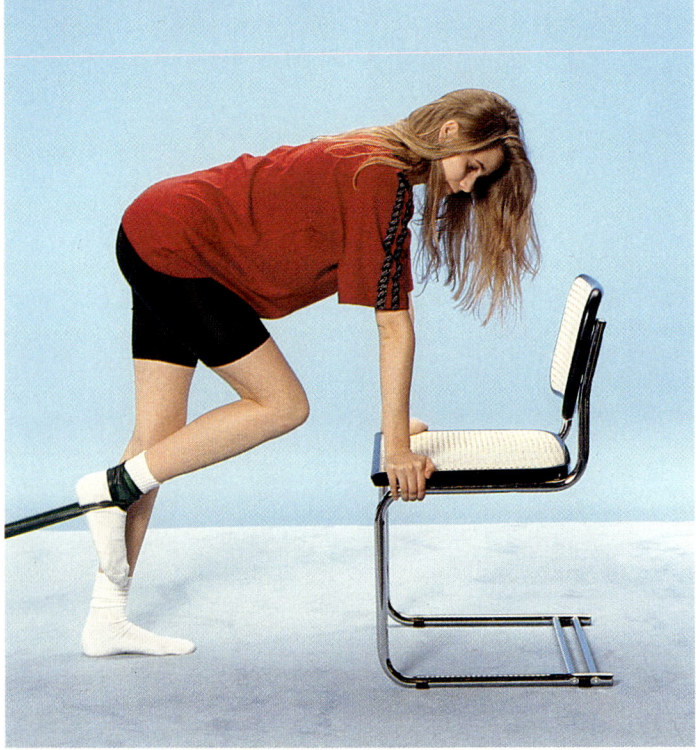

Kräftigung des Hüftbeugers (Endstellung)

Ausführung:
- Oberkörper vorgebeugt, Hände auf einen Stuhl oder Tisch stützen
- Theraband möglichst tief am Boden befestigen
- Schlaufe um ein Fußgelenk legen (Zugrichtung nach hinten)
- Standbein minimal beugen
- aktives Bein aus der Hüftstreckung zum Körper heranziehen
- nach einigen Wiederholungen die Seite wechseln

Fehler:
- Rundrücken
- Ausweichbewegung des aktiven Beines, Hüfte wird seitlich angehoben
- aktives Bein ist gestreckt

statisches Krafttraining: 4mal 15 Sekunden je Seite
dynamisches Krafttraining:
- Kraftausdauer: 3 Serien à 20 Wiederholungen je Seite
- Maximalkraft: 4 Serien à 12 Wiederholungen je Seite

Übung T 23

Ausgangsstellung: Langsitz am Boden
Agonist: Gesäßmuskulatur (M. gluteus)
Ausführung:
- Theraband verknoten und die Schlaufe um beide Fußgelenke legen, Abstand der Fußgelenke etwa 50 cm
- Spannung aufbauen und das Theraband mit gestreckten Beinen auseinanderziehen
- nach einigen Sekunden Spannung lösen

Fehler:
- Rundrücken
- Beine zu weit gespreizt, da zu wenig Widerstand des Bandes

statisches Krafttraining: 5mal 15 Sekunden

Übung T 24

Ausgangsstellung: Stand
Agonisten: Gesäßmuskulatur (M. gluteus), gesamte Beinmuskulatur des Standbeins
Ausführung:
- die Hand auf der Seite des Standbeines stabilisiert die aufrechte Haltung
- Theraband möglichst tief am Boden fixieren
- Schlaufe um das Fußgelenk des aktiven Beines legen (Zugrichtung seitlich)
- Standbein leicht gebeugt
- aktives Bein aus der Hüfte abspreizen, Fußspitze anziehen
- nach einigen Wiederholungen die Seite wechseln

9

Fehler:
- aktives Bein wird zu weit abgespreizt
- seitliche Ausweichbewegungen, Einknicken in der Hüfte

statisches Krafttraining: 4mal 15 Sekunden je Seite

dynamisches Krafttraining:
- Kraftausdauer: 3 Serien à 18 Wiederholungen je Seite
- Maximalkraft: 5 Serien à 12 Wiederholungen je Seite

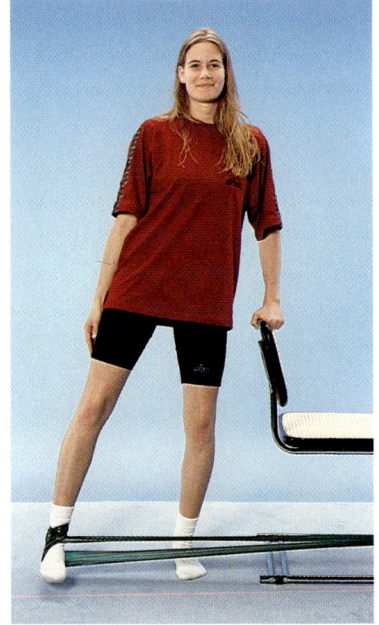

Kräftigung der Gesäßmuskulatur (Endstellung)

Übung T 25

Ausgangsstellung: Stand
Agonisten: Gesäßmuskulatur (M. gluteus), Oberschenkelrückseite (M. bizeps femoris)

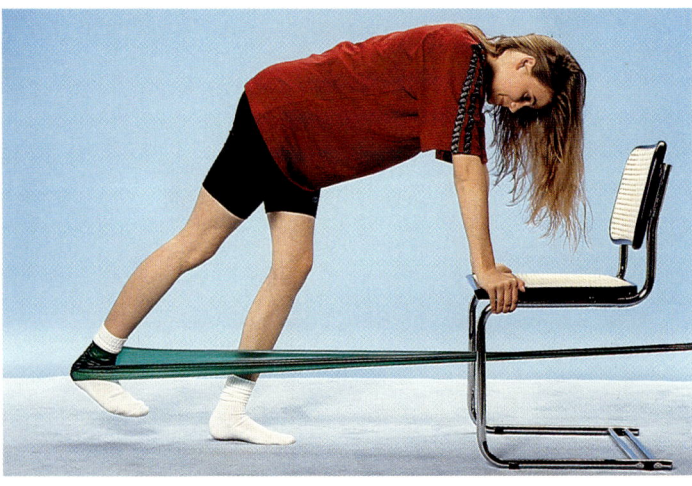

Kräftigung der Gesäßmuskulatur (in der Zugbewegung)

Ausführung:

- Oberkörper vorgebeugt, Hände auf einen Stuhl oder Tisch stützen
- Theraband in Kniehöhe befestigt
- Schlaufe um die Ferse des aktiven Beins legen (Zugrichtung nach vorne)
- Standbein leicht gebeugt
- das aktive Bein aus der im Knie- und Hüftgelenk gebeugten Stellung schräg nach hinten unten strecken
- nach einigen Wiederholungen die Seite wechseln

Fehler:

- Hohlkreuz, Bein zu weit angehoben
- seitliche Ausweichbewegungen, Hüfte leicht angehoben

statisches Krafttraining: 4mal 15 Sekunden

dynamisches Krafttraining:

- Kraftausdauer: 3 Serien à 20 Wiederholungen je Seite
- Maximalkraft: 4 Serien à 12 Wiederholungen je Seite

Mobilisation und Stabilisation der Wirbelsäule

Wie bereits beschrieben kommt der Wirbelsäule als Achsenorgan eine wichtige Haltefunktion zu. Auch der kleinste Muskel, der an der Wirbelsäule fixiert ist, muß eine statische (haltende) Muskelarbeit leisten. Viele Fehler in der Bewegungsausführung lassen sich auf eine mangelnde Stabilität der Wirbelsäule zurückführen.

Zur Stabilisation hypermobiler Wirbelsäulenabschnitte wird mit betont geringem Bewegungsausschlag geübt, Rotationsbewegungen werden, wenn überhaupt nötig, nur sehr vorsichtig eingebaut. Einige **Stabilisationsübungen** werden hier beschrieben.

Sollten Sie dazu neigen, ständig in eine Fehlhaltung wie Hohlkreuz oder Rundrücken zu fallen, beachten Sie folgende Hinweise:

- Beschränken Sie Ihr Trainingsprogramm in den ersten Wochen auf statische Kräftigungsübungen der Wirbelsäule.
- Trainieren Sie auch im Alltag die Anspannung der Rumpfmuskulatur (aufrechtes Sitzen, aktives Stehen etc.).
- Führen Sie die Kräftigungsübungen mit dem Theraband mit stabiler Rückenlehne durch.
- Beginnen Sie mit einer Bandstärke, in der die Bewegung ohne Ausweichbewegungen möglich ist.
- Arbeiten Sie ständig mit Spiegelkontrolle. Läßt die Kraft nach, machen Sie eine kurze Pause. Weniger ist oft mehr wert. Mit fehlerhaften Bewegungen belasten Sie die Wirbelsäule sofort.

9

Übung P 24

Ausgangsstellung: Sitz auf dem Ball
Ausführung:
- Füße etwas mehr als hüftbreit auseinander vor dem Ball aufstellen
- Oberkörper aus der Hüfte vorbeugen, Hände locker auf die Oberschenkel legen
- Gewicht so weit nach vorne verlagern, daß nur noch die Gesäßspitzen den Ball berühren
- Schultern zurückziehen, Gesäß nach hinten schieben
- einige Sekunden in dieser Stellung halten
Fehler:
- Rundrücken
- Oberkörper zu weit vorgebeugt

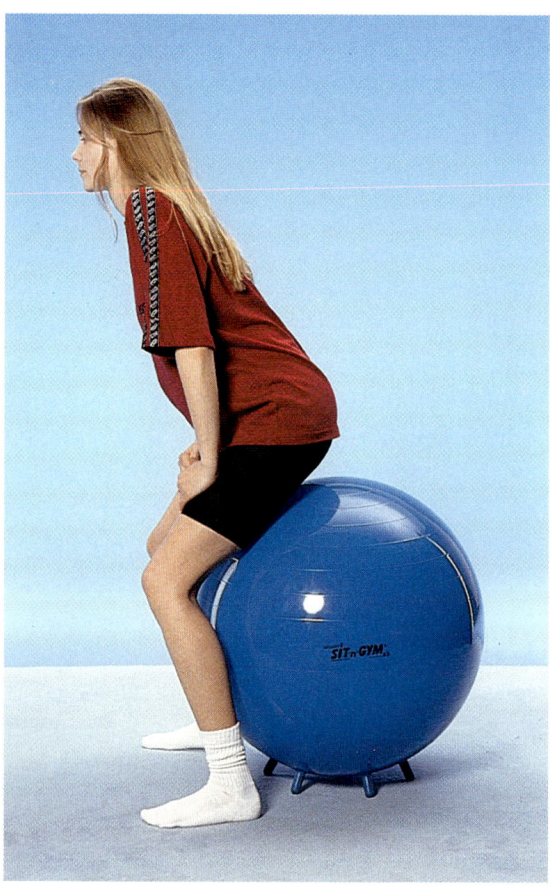

Vorgebeugter Stand

Übung P 25

Ausgangsstellung: Bauchlage auf dem Ball
Ausführung:
- Hände und Füße auf den Boden stützen
- Hände und Füße vom Boden lösen
- Arme und Beine ausstrecken
Fehler:
- hektische Ausweichbewegungen
- Arme und Beine werden abwechselnd angehoben

Übung P 26

Ausgangsstellung: Bauchlage auf dem Ball
Ausführung:
- so weit auf dem Ball vorrollen, bis nur noch die Knie oder Unterschenkel auf dem Ball liegen (je nach Kraft)
- gerade Körperhaltung
Fehler:
- Hohlkreuz, Gesäß zu tief abgesackt
- Arme durchgestreckt, Kopf im Nacken

Übung P 27

Ausgangsstellung: Rückenlage am Boden
Ausführung:
- Fersen liegen in der Mitte des Balles
- Becken anheben, bis eine schiefe Ebene entsteht
- kleine seitliche Rollbewegungen ohne die Spannung zu lösen
Fehler:
- Füße liegen zu eng beieinander

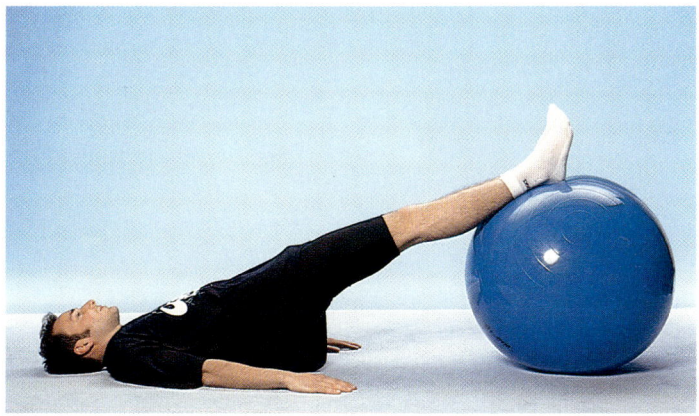

9

Halten der Körperspannung

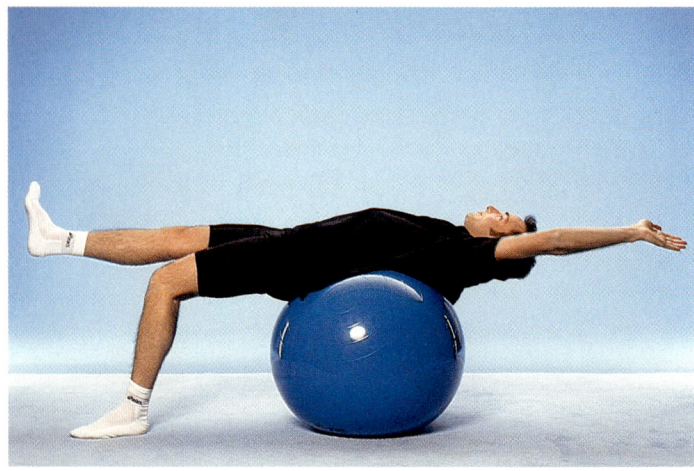

Rückwärtiges diagonales Strecken

Übung P 28

Ausgangsstellung: Rückenlage auf dem Ball
Ausführung:
- Ball liegt unter der Lendenwirbelsäule
- rechtes Bein und linken Arm in Verlängerung der Wirbelsäule strecken
- nach einigen Sekunden Seiten wechseln
Fehler:
- Kopf fällt zu weit zurück
- der stabilisierende Fuß steht zu eng am Ball

Übung T 26

Ausgangsstellung: einbeiniger Kniestand
Ausführung:
- Theraband unter dem aufstehenden Fuß fixieren
- Band spannen, Enden festhalten
- mit aufgerichtetem Oberkörper die Beine gegen die Zugrichtung des Latexbandes strecken
- nach einigen Wiederholungen Bein wechseln
Fehler:
- Rundrücken, Oberkörper beim Anheben zu weit vorgebeugt

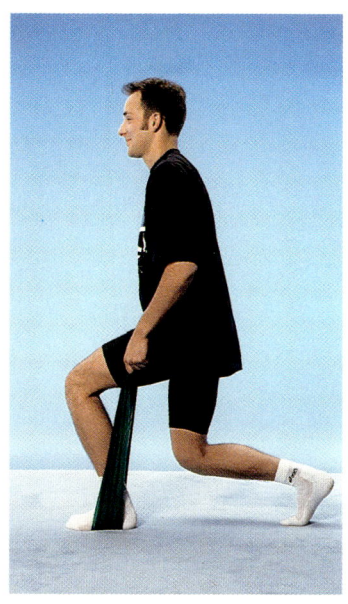

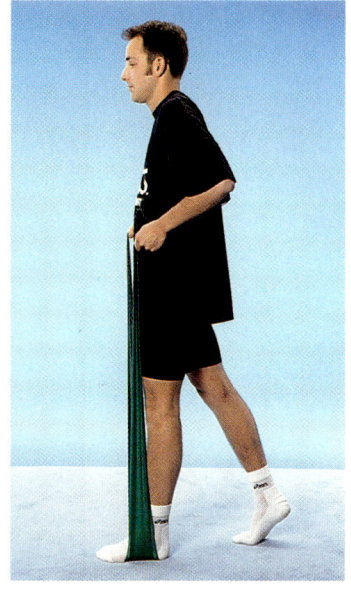

Ausgangsstellung des rücken-gerechten Hebens

Endstellung

Übung T 27

Ausgangsstellung:
Schrittstellung
Ausführung:
- geraden Oberkorper aus der Hüfte vorbeu-gen
- Theraband in Schul-terhöhe hinter dem Körper auseinander-ziehen

Fehler:
- gerader Stand, Beine nicht gebeugt
- Arme über dem Kopf

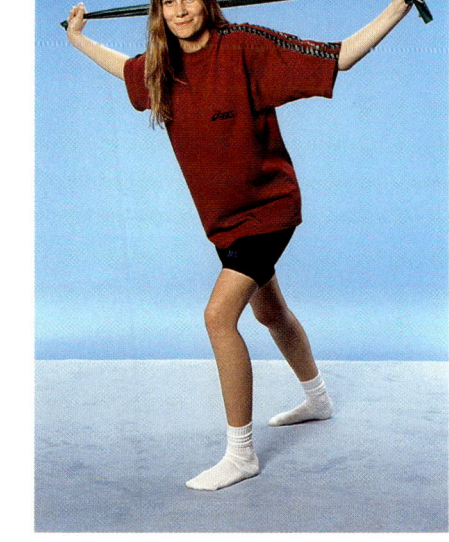

9

Stabiler Stand (End-stellung)

Übung T 28

Ausgangsstellung:
Stand
Ausführung:
- Theraband in Bauchhöhe fixieren
- beide Enden in einer Hand halten
- geraden Oberkörper aus der Hüfte vorbeugen
- Theraband minimal zurückziehen, die entstehende Rotation durch aktive Muskelarbeit vermeiden
- nach einigen Sekunden Arm wechseln

Fehler:
- Rotation des Rumpfes

Halten der Körperspannung in der Zugbewegung (Endstellung)

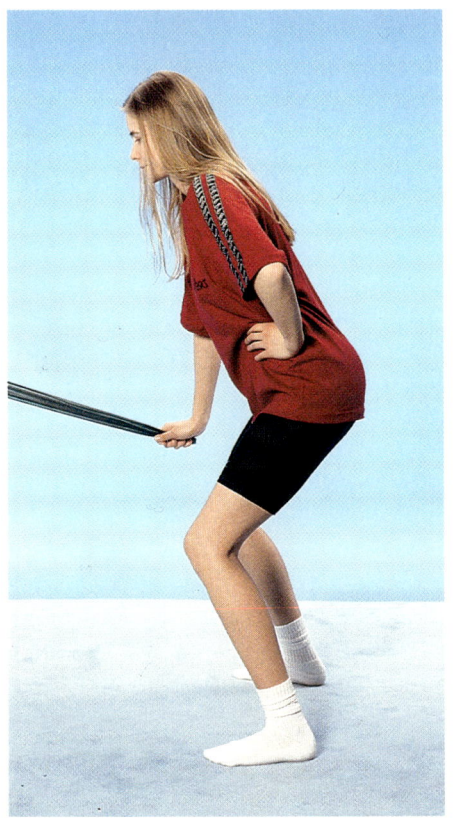

Leiden Sie unter Kreuzschmerzen, die ihre Ursache in hartnäckigen Verspannungen haben, sollten Sie erst einmal die Verkrampfung lösen. Dies erreichen Sie durch Entspannungstechniken, Stretching, Wärmeanwendungen oder Massagen. Ein verkrampfter Muskel kann seine Arbeit nicht optimal ausführen. Es treten Fehlbelastungen auf, und der Muskel kann schon beim kleinsten Druck von außen starke Schmerzen verursachen.

Nachfolgend werden einige **Mobilisationsbewegungen** vorgestellt, die ebenfalls eine angenehme Entlastung darstellen können. Mobilisieren bedeutet nichts anderes als Beweglichmachen. Durch kleine Bewegungen, ausgehend vom Becken oder Kopf, werden die Muskeln, Sehnen und Bänder minimal gedehnt und gelockert.

Bei Versteifungen eines Bewegungssegmentes im Rücken sollten die Übungen nur so weit durchgeführt werden, wie es ohne Schmerzen möglich ist. Schmerzen und Überbeweglichkeit sind wichtige Kontraindikationen.

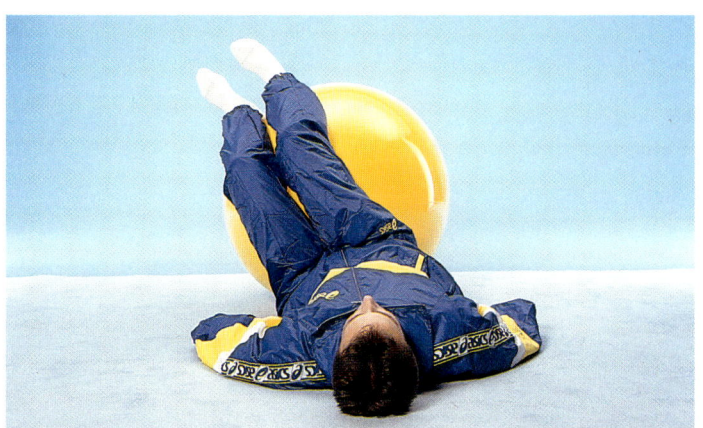

Pendeln zur Mobilisation der Lenden-/Kreuzbeingegend

Übung P 29

Ausgangsstellung: Rückenlage am Boden
Ausführung:
- Unterschenkel liegen auf dem Ball
- Wirbelsäule liegt flach am Boden, Arme seitlich neben dem Körper
- lockeres Pendeln der Beine nach rechts und links

Übung P 30

Ausgangsstellung: Rückenlage am Boden
Ausführung:
- Fersen liegen in der Mitte des Balles
- Wirbelsäule liegt flach am Boden, Arme seitlich neben dem Körper
- durch die Fersen mit dem Ball kleine Kreise zeichnen
- nach einigen Wiederholungen erfolgt ein Richtungswechsel

Übung P 31

Ausgangsstellung: Sitz auf dem Ball
Ausführung:
- seitliches Rollen auf dem Ball
- Gewicht von einem Fuß auf den anderen verlagern

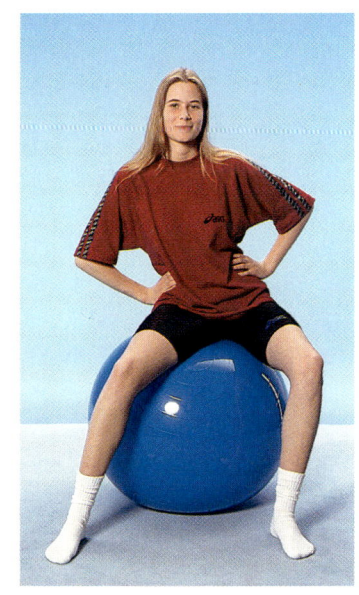

Seitliches Rollen auf dem Ball

9

Übung P 32

Ausgangsstellung: Sitz auf dem Ball
Ausführung:
- kreisende Bewegung auf dem Ball
- Oberkörper bleibt aufgerichtet

Übung P 33

Ausgangsstellung: Sitz auf dem Ball
Ausführung:
- Hände hinter dem Kopf verschränken, Ellbogen zeigen nach außen
- Oberkörper kippt langsam abwechselnd zur linken und zur rechten Seite, Ellbogen zeigen abwechselnd zur Decke

Übung P 34

Ausgangsstellung: Sitz auf dem Ball
Ausführung:
- Hände hinter dem Kopf verschränken, Oberkörper aufrichten
- Rotation der Brustwirbelsäule, Kopf dreht mit

Übung P 35

Ausgangsstellung: Sitz auf dem Ball
Ausführung:
- bewußtes Ein- und Aufrollen der Wirbelsäule (s. Zahnrad-modell nach Brügger, S. 61)

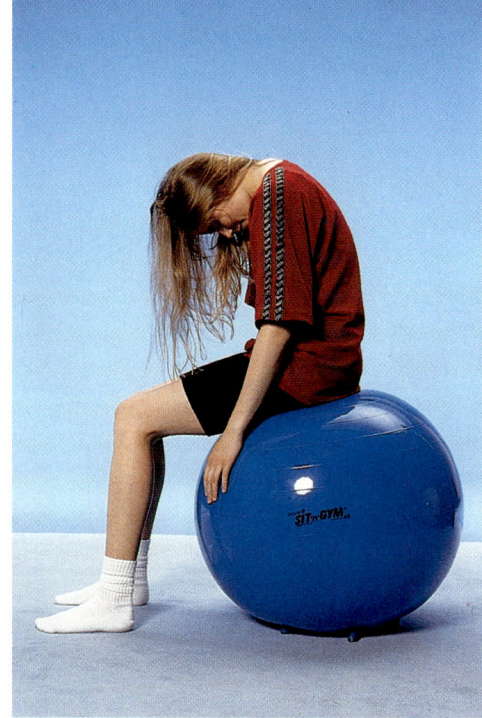

Bewußtes Einrollen der Wirbelsäule

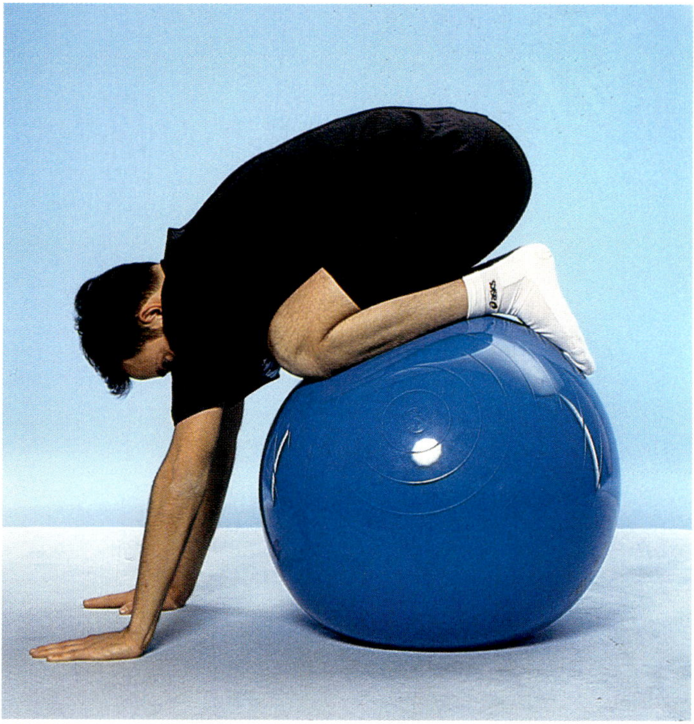

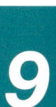

Stabilisation und Mobilisation der Wirbelsäule

Übung P 36

Ausgangsstellung: Bauchlage auf dem Ball
Ausführung:
- Körper vorrollen, bis nur noch die Unterschenkel auf dem Ball liegen
- Hände auf den Boden stützen (Stabilisation)
- Knie beugen und eine Kauerstellung auf dem Ball einnehmen (Mobilisation)
- nach einiger Zeit Beine strecken, langsam zurückrollen (Stabilisation)

9

Die Übungen zur Flexibilität dienen ebenfalls der Mobilitätssteigerung. Stretchingübungen können allein oder in Kombination mit den Kräftigungsübungen durchgeführt werden.

Eine **reine Stretchingeinheit** bietet sich an, zur

- Verbesserung der Muskelelastizität und Gelenkbeweglichkeit bei Beweglichkeitsdefiziten
- Erhaltung der Muskelelastizität
- Durchblutungsförderung des Muskelgewebes

In **Kombination mit Kräftigungsübungen** können die Dehnübungen zum Auf- oder Abwärmen oder nach bestimmten Übungen durchgeführt werden. Sie dienen dann der

- Vorbereitung von Trainingsbelastungen
- Ausschwemmung von Stoffwechselendprodukten
- Verhinderung von Erschöpfungskontrakturen nach intensiven Belastungen
- Erhaltung der Muskelelastizität und Gelenkbeweglichkeit

Wie bereits im Kapitel über die Verbesserung der Flexibilität beschrieben, wendet man im Bereich des Rückentrainings überwiegend das passiv-statische Stretching an. Wenn das Stretching als eigenständiges Trainingsprogramm gestaltet wird, ist die CHRS-Methode (Contract-Hold-Relax-Stretch) aufgrund der größeren Intensität zu empfehlen. Wo diese Variante möglich ist, finden Sie bei der Übungsbeschreibung dazu unter dem Stichwort CHRS Hinweise, auf welche Weise die Muskulatur angespannt werden muß, bevor das Stretching erfolgt (s. S. 56). Jede Übung sollte wenigstens einmal wiederholt werden. Versuchen Sie, die Dehnstellung zwanzig Sekunden zu halten und den Bewegungsausschlag nach ein paar Sekunden noch etwas zu steigern.

Übungen zur Dehnung der Hals- und Nackenmuskulatur

Übung D (= Dehnung) 1

Ausgangsstellung: Stand oder Sitz
gedehnte Muskeln: hintere Nackenmuskeln
Ausführung:
- Hände verschränkt an den Hinterkopf legen
- Hände gegen den Hinterkopf drücken
- Kinn zieht zur Brust (Doppelkinn)
Fehler:
- Kopf wird seitlich verdreht
- Hände liegen nicht an der dicksten Stelle des Hinterkopfes
- Ellbogen zeigen nach vorne
CHRS: Hinterkopf drückt gegen die Hände

Übung D 2

Ausgangsstellung: Sitz
gedehnte Muskeln: seitliche Halsmuskulatur
Ausführung:
- rechte Hand faßt über den Kopf zum linken Ohr
- auf die linke Hand setzen
- Kopf auf die rechte Schulter legen
Fehler:
- Kopf verdreht, Blick nicht geradeaus gerichtet
- Rumpf knickt ab
CHRS:
- linke Hand an die linke Kopfseite legen
- Kopf drückt gegen die Hand, Kopf aufrecht halten

Übung D 3

Ausgangsstellung: Stand
gedehnte Muskeln: seitliche Halsmuskulatur
Ausführung:
- rechte Hand faßt hinter dem Rücken das linke Handgelenk
- Kopf zur rechten Schulter neigen, Ohr zieht zur Schulter
- rechte Hand zieht den linken Arm zum Boden
Fehler:
- Kopf verdreht
- rechte Schulter zu hoch gezogen
CHRS:
- linke Hand an die linke Kopfseite legen
- Kopf drückt gegen die Hand, Kopf aufrecht halten

10

Übungen zur Dehnung der Schulter- und Brustmuskulatur

Übung D 4

Ausgangsstellung: Stand
gedehnte Muskeln: Brustmuskulatur (M. pectoralis)
Ausführung:
- Theraband in den Händen halten
- Arme über Kopf strecken, Abstand der Hände zueinander etwa sechzig Zentimeter
- gestreckte Arme nach hinten ziehen
Fehler:
- Kopf fällt nach vorne
- Hohlkreuz, fehlende Grundspannung
- Abstand der Hände zu groß
CHRS: Handflächen in Brusthöhe gegeneinanderdrücken

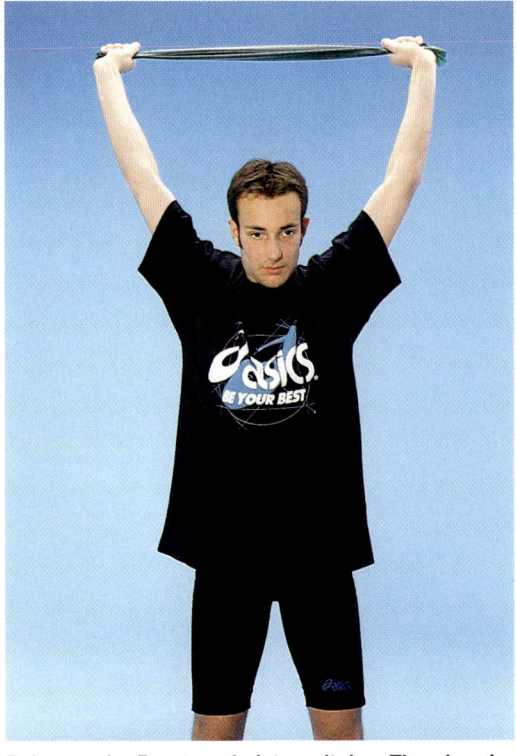

Dehnung der Brustmuskulatur mit dem Theraband

Übung D 5

Ausgangsstellung: Stand
gedehnte Muskeln: Brustmuskulatur (M. pectoralis)
Ausführung:
- rechten Arm etwas über Schulterhöhe von vorn an einen Türrahmen anlegen
- Ellbogen gebeugt, Unterarm liegt an
- Stand im Türrahmen, Füße in Schrittstellung, rechter Fuß steht vorn
- Oberkörper aufrecht, nahe des Unterarmes
- Gewicht auf das vordere Bein verlagern, Oberkörper »aus dem Türrahmen« schieben

Fehler:
- Arm zu tief oder zu hoch
- Oberkörper verdreht, fehlende Bauchspannung

CHRS:
- Vierteldrehung nach rechts, Füße hüftbreit auseinander stellen
- Unterarm drückt seitlich gegen den Rahmen

Übung D 6

Ausgangsstellung: Sitz auf dem Ball
gedehnte Muskeln: Schultermuskulatur (M. latissimus dorsi, M. trapezius), Unterarmmuskulatur
Ausführung:
- Hände verschränken, Arme über Kopf strecken, Handinnenflächen zeigen zur Decke

Fehler:
- Kopf fällt nach vorne

Übung D 7

Ausgangsstellung: Sitz auf dem Ball
gedehnte Muskeln: hintere Schultermuskulatur (M. trapezius, M. rhomboideus, M. deltoideus)
Ausführung:
- einen Arm in Schulterhöhe vor dem Körper ausstrecken
- andere Hand faßt die Rückseite des ausgestreckten Armes
- den gestreckten Arm zum Körper heranziehen

Fehler:
- Rumpf rotiert zur Seite
- Arm zu hoch Richtung Hals oder zu tief Richtung Brust gezogen

CHRS: ausgestreckter Arm drückt gegen den Widerstand der Hand

10

Übung D 8

Ausgangsstellung: Kniestand vor dem Pezziball
gedehnte Muskeln: Schultermuskulatur (M. deltoideus, M. latissimus dorsi)

Ausführung:
- Hände in der Mitte des Balles auflegen
- mit ausgestreckten Armen Schultern zum Boden drücken

Fehler:
- Kopf bleibt nicht zwischen den Armen
- Winkel des Kniegelenkes größer als 90 Grad

CHRS: Oberkörper aufrichten, Hände drücken von oben auf den Ball

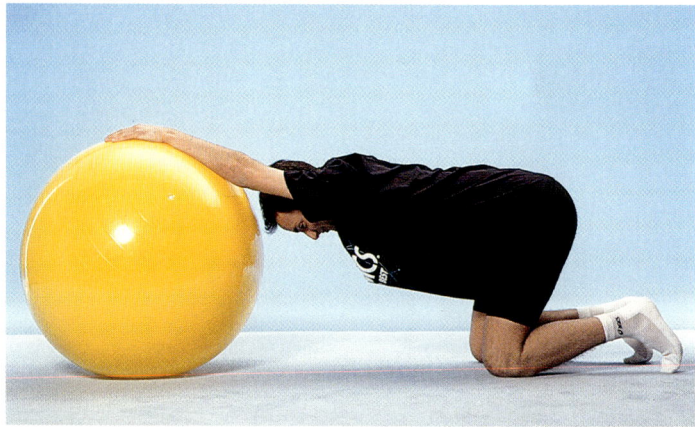

Dehnung der Schulter mit dem Pezziball

Übung D 9

Ausgangsstellung: Sitz auf dem Ball
gedehnte Muskeln: Schultermuskulatur (M. deltoideus, M. latissimus dorsi), Oberarmrückseite (M. trizeps brachii)

Ausführung:
- rechte Hand zwischen die Schulterblätter legen
- linke Hand faßt den rechten Ellbogen und zieht den rechten Arm weiter hinter den Kopf

Fehler:
- Kopf fällt nach vorne
- seitliches Kippen des Oberkörpers mit Rotation

CHRS: rechter Arm drückt gegen den Widerstand der Hand

Übungen zur Dehnung der Rumpf- und Beinmuskulatur

Übung D 10

Ausgangsstellung: Sitz auf dem Ball
gedehnte Muskeln: seitliche Rumpfmuskulatur

Ausführung:
- eine Hand in die Hüfte stemmen
- anderen Arm über Kopf anheben, Handfläche zeigt zur Decke
- Oberkörper und Arm schräg nach oben strecken

Fehler:
- Rumpf kippt zu weit zur Seite
- Füße sind zu eng aufgestellt

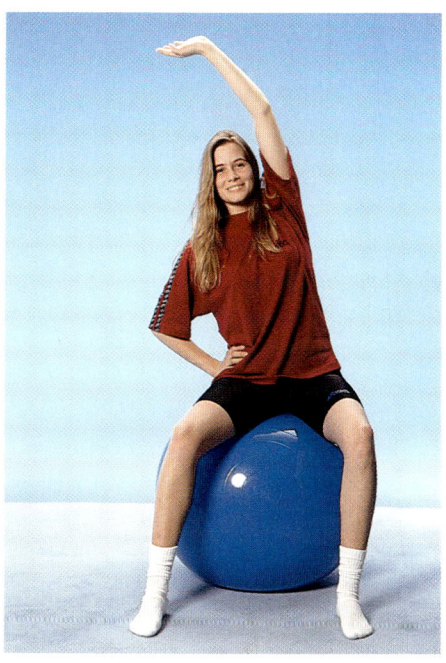

**Dehnung der seitlichen Rumpfmuskulatur
auf dem Pezziball**

Übung D 11

Ausgangsstellung: Rückenlage am Boden
gedehnte Muskeln: Rückenstrecker (M. erector spinae), Gesäßmusku-
 latur (M. gluteus)
Ausführung:
- Beine zum Körper heranziehen
- Hände umfassen die Oberschenkelrückseite
- Knie eng zur Brust ziehen, Nase zwischen die Knie schieben

Fehler:
- Becken und Lendenwirbelsäule heben deutlich vom Boden ab
- Hände greifen das Schienbein

10

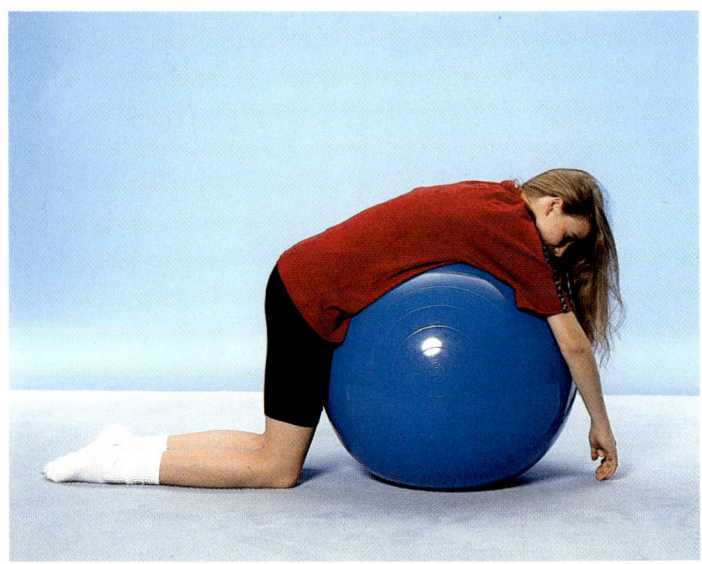

Dehnung der Körperrückseite auf dem Pezziball

Übung D 12

Ausgangsstellung: Bauchlage auf dem Ball
gedehnte Muskeln: Rückenstrecker (M. erector spinae)
Ausführung:
- Oberkörper auf den Ball legen
- Arme und Beine jeweils leicht geöffnet hängen lassen beziehungsweise aufstellen

CHRS: Oberkörper minimal vom Ball abheben, Arme seitlich ausstrecken

Übung D 13

Ausgangsstellung: Rückenlage auf dem Ball
gedehnte Muskeln: Körpervorderseite Bauchmuskulatur (M. rectus abdominis), Brustmuskulatur (M. pectoralis)
Ausführung:
- Füße hüftbreit auseinander aufstellen
- rechter Winkel im Kniegelenk
- gesamte Wirbelsäule auf den Ball legen
- Arme nach hinten strecken

Fehler:
- Rumpf liegt von vorne auf dem Ball, Ball rutscht weg
- Kopf liegt nicht auf dem Ball

CHRS: Oberkörper einrollen, Kopf und Schultern anheben

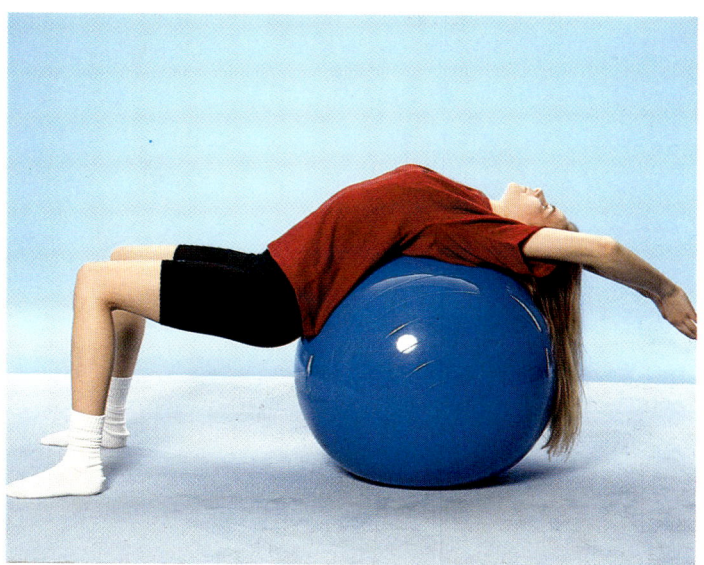

Dehnung der Körpervorderseite auf dem Pezziball

Übung D 14

Ausgangsstellung: Sitz auf dem Ball
gedehnte Muskeln: Hüftbeuger (M. iliopsoas)
Ausführung:
- auf die linke Ballhälfte rutschen
- rechtes Bein vor dem Ball aufgestellt

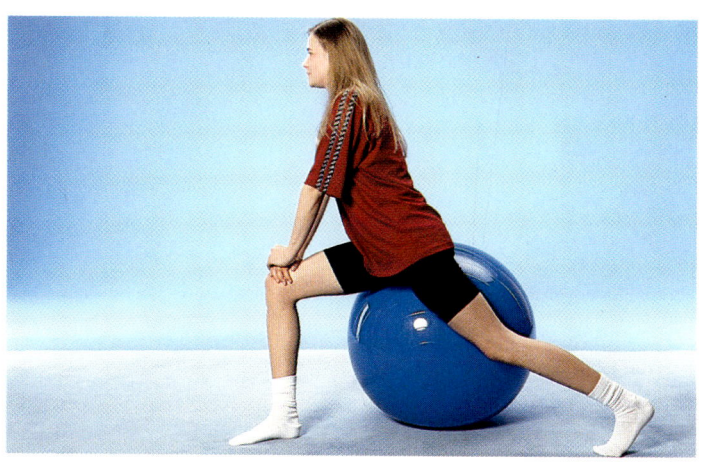

Dehnung des Hüftbeugers

10

- linkes Bein neben dem Ball, nach hinten fast vollständig gestreckt
- Gewicht auf das rechte Bein verlagern
- Hände auf dem vorderen Bein abstützen

Fehler: Kniewinkel des vorderen Beines kleiner als 90 Grad

Übung D 15

Ausgangsstellung: Rückenlage am Boden
gedehnte Muskeln: Gesäßmuskulatur (M. gluteus)
Ausführung:

- linken Unterschenkel auf den Ball legen
- rechtes Bein überschlagen, rechtes Fußgelenk an das linke Knie führen
- rechtes Knie zeigt zur Seite

Fehler:

- linkes Bein zu weit gestreckt, zu großer Abstand zwischen Ball und Oberschenkelrückseite

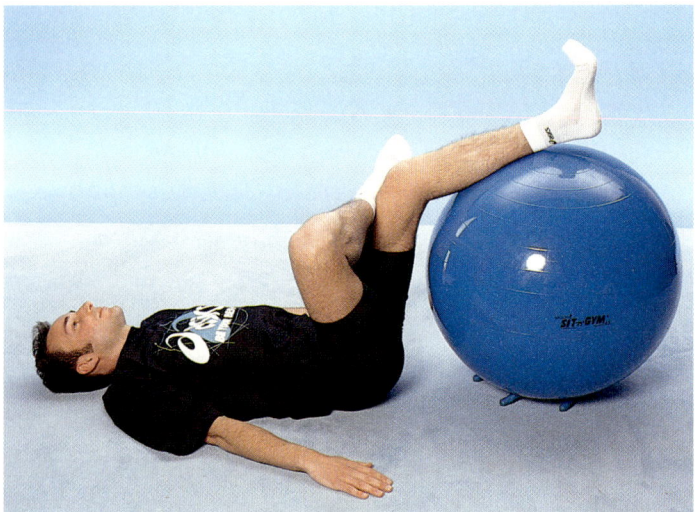

Dehnung der Gesäßmuskulatur mit dem Pezziball

Übung D 16

Ausgangsstellung: Seitlage
gedehnte Muskeln: Oberschenkelvorderseite (M. quadrizeps femoris)
Ausführung:

- unteres Bein angewinkelt zur Brust, anderes Bein zum Gesäß ziehen
- das Fußgelenk des Beins mit der seitengleichen Hand fassen
- oberes Bein aus der Hüfte strecken, Knie nach hinten ziehen

Fehler:
- Hohlkreuz
- oberes Bein ist seitlich angehoben

CHRS: Fußrist gegen den Widerstand der Hand drücken

Übung D 17

Ausgangsstellung: Stand

gedehnte Muskeln: Oberschenkelvorderseite (M. quadrizeps femoris), Hüftbeuger (M. iliopsoas)

Ausführung:
- Standbein leicht beugen, anderes Bein zum Gesäß ziehen
- Theraband um das Fußgelenk des anderen Beins legen
- Enden mit beiden Händen hinter dem Rücken halten
- Ferse am Gesäß halten, Hüfte nach vorne schieben

Fehler:
- Hohlkreuz, Knie des Standbeines nicht gebeugt, fehlende Bauchspannung

CHRS: Bein gegen den Widerstand des Bandes strecken

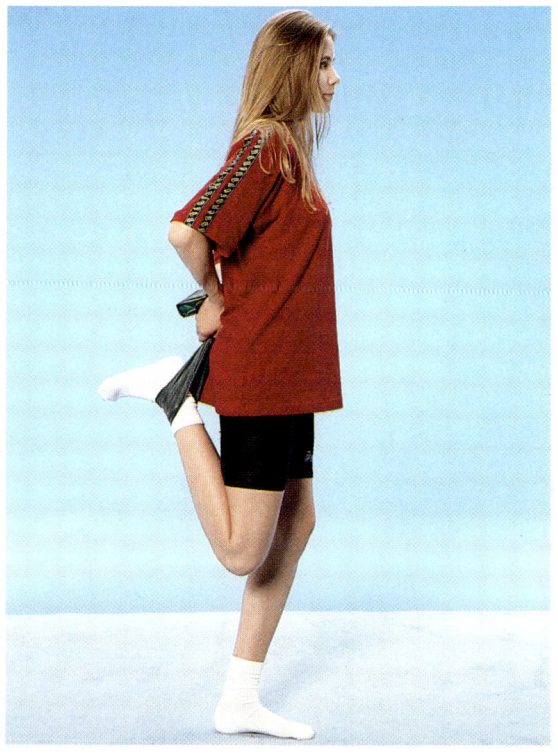

Dehnung der Beinvorderseite mit dem Theraband

Übung D 18

Ausgangsstellung: Sitz auf dem Ball
gedehnte Muskeln: Oberschenkelrückseite (ischiocrurale Muskulatur), Wade (M. gastrocnemius)
Ausführung:
- linkes Bein ausstrecken, Ferse in den Boden stemmen
- rechten Fuß aufsetzen
- Hände auf dem linken Körper abstützen
- aufrechten Oberkörper aus der Hüfte vorbeugen
Fehler:
- Rundrücken
- rechte Fußspitze ist nicht zum Körper herangezogen
CHRS: Bein leicht beugen und in den Boden stemmen

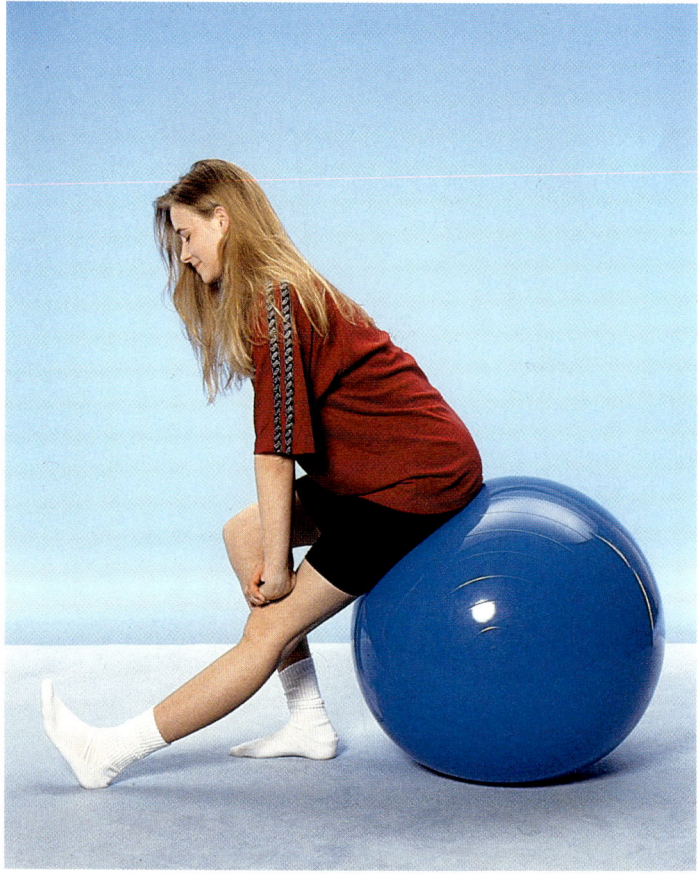

Dehnung der Beinrückseite auf dem Pezziball

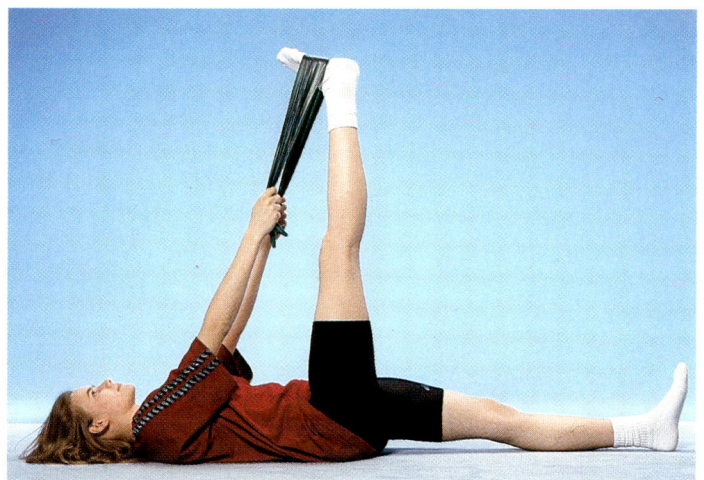

Dehnung der Beinrückseite mit dem Theraband

Übung D 19

Ausgangsstellung: Rückenlage am Boden
gedehnte Muskeln: Oberschenkelrückseite (ischiocrurale Muskulatur),
  Wade (M. gastrocnemius)
Ausführung:
• rechtes Bein zum Körper heranziehen
• Theraband unter die Fußsohle legen, Enden in den Händen halten
• linkes Bein ausgestreckt am Boden
• rechtes Bein zur Decke strecken, Fußspitze heranziehen
Fehler:
• linkes Bein nicht gestreckt
• linke Gesäßhälfte hebt ab
• Kopf ist angehoben
CHRS: rechtes Bein leicht gebeugt in den Boden stemmen

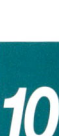

Kapitel 11
Partner- und Gruppentraining

Eine Trainingseinheit mit einem Partner oder mehreren Personen bietet eine willkommene Abwechslung zum normalen Trainingsalltag. Das Gruppentraining hat meist einen **hohen Motivationscharakter.** Man vergleicht die eigene Leistung mit der der anderen und entwickelt Ehrgeiz. Bei Übungen, in denen miteinander gearbeitet wird, werden zusätzliche Wiederholungen durchgeführt, wo man alleine aufgegeben hätte. Außerdem motiviert man einander, das Training aufzunehmen, der sogenannte innere Schweinehund läßt sich zu mehreren leichter überwinden. Ein weiterer Pluspunkt des Gruppentrainings ist spaßbetontes Trainieren. Mit dem Pezziball können viele lustige, aber auch intensive Ballspiele durchgeführt werden. Leider benötigt man dazu viel Platz, eine Turnhalle oder eine große Freifläche/Garten müssen für derartige Spiele vorhanden sein.

Die nachfolgenden Übungen stellen nur eine kleine Auswahl dar. Alle schon vorgestellten Bewegungen sollten ebenfalls in das Partner- und Gruppentraining aufgenommen werden.

Partnerübungen mit dem Pezziball

Der Pezziball bietet als Trainingsgerät Hunderte von Übungsvarianten. Die hier vorgeschlagenen Bewegungsformen sollen Sie motivieren, selbst die Initiative zu ergreifen und neue Varianten zu entdecken.

Nochmals gewarnt seien diejenigen, die akute Rückenbeschwerden haben. Bei Spielformen kommt es oft zu reflexartigen, unkontrollierten Bewegungen. Hören Sie auf Ihre eigene Schmerzwahrnehmung; spüren Sie bei einer Übung Schmerzen, sollten Sie diese vermeiden. Extrembelastungen sind beispielsweise weite Rotationsbewegungen, Hohlkreuz- oder Rundrückenhaltung.

Übung 1

Ziel: Aufwärmen, Kräftigung der Schulter-/Brust- und Armmuskulatur
Ausgangsstellung: Stand

Ausführung:
- Gegenüberstellen, Abstand mindestens drei Meter
- in der Schrittstellung Ball über Kopf anheben
- Ball zum Partner werfen, wobei der Ball in der Mitte einmal auftippen sollte (Bodenpaß)
- Partner fängt den Ball und wirft ihn zurück

Variationen:
- Ball ohne Bodenkontakt werfen (Brustpaß)
- zwei Bälle gleichzeitig werfen (Boden- und Brustpaß)

Fehler:
- Hohlkreuz
- fehlende Körperspannung
- keine Schrittstellung

Übung 2

Ziel: Aufwärmen, Mobilisation der Wirbelsäule
Ausgangsstellung: Stand
Ausführung:
- Rücken an Rücken stellen
- Ball durch die Beine zum Partner reichen
- Partner nimmt den Ball an, gibt ihn über Kopf zurück
- nach einigen Wiederholungen Richtungswechsel

Fehler:
- Hohlkreuz
- ein Partner lehnt sich zuweit zurück

Übung 3

Ziel: Mobilisation der Wirbelsäule, Kräftigung der Rumpfmuskulatur
Ausgangsstellung: Stand
Ausführung:
- Rücken an Rücken stellen
- Ball seitlich weitergeben, er kreist um beide Körper
- nach einigen Wiederholungen Richtungswechsel

Fehler:
- seitliches Abkippen des Oberkörpers
- Drehung wird mit zuviel Schwung ausgeführt

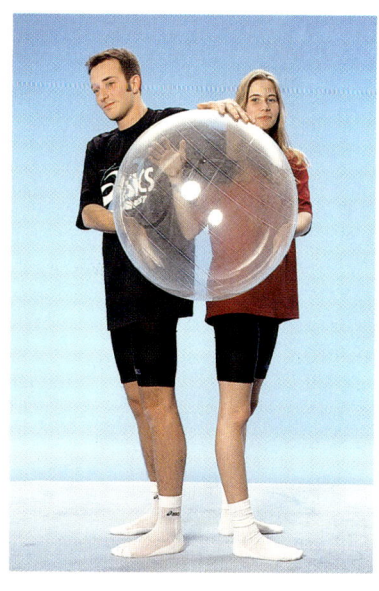

Partnerübung zur Mobilisation und Kräftigung der Rumpfmuskulatur

11

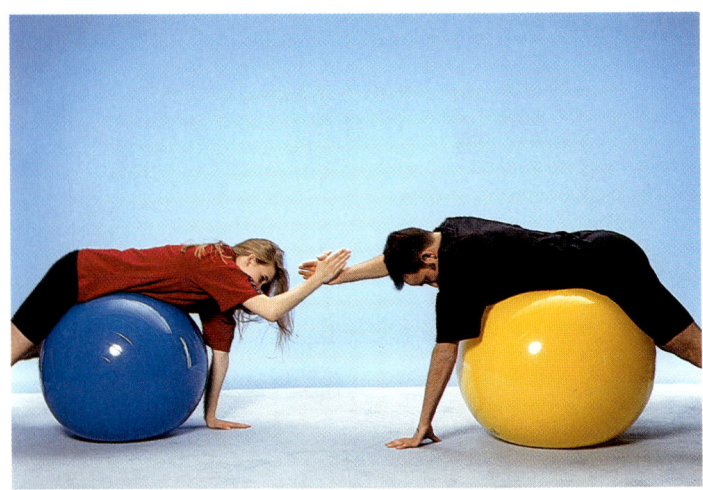

Partnerübung zur Kräftigung der Schultermuskulatur

Übung 4

Ziel: Kräftigung der Schulter- und Rückenmuskulatur
Ausgangsstellung: Bauchlage auf dem Ball
Ausführung:
- Füße hüftbreit auseinander in den Boden stemmen, Beine gestreckt
- linke Hand, auf den Boden gestützt, stabilisiert die Körperlage
- rechte Hand ausstrecken, Handinnenflächen gegeneinanderlegen, Arme leicht gebeugt
- auf Kommando Spannung aufbauen und versuchen, die Hand des Partners wegzudrücken
- einige Sekunden die Spannung halten, langsam lösen
- Seite wechseln

Fehler:
- ungleiche Kraftverhältnisse
- Kopf angehoben
- Oberkörper dreht zur Seite

statisches Krafttraining: 6mal 15 Sekunden je Seite

Übung 5

Ziel: Kräftigung der geraden Bauchmuskulatur
Ausgangsstellung: Rückenlage am Boden
Ausführung:
- Beine angewinkelt hochnehmen und den Ball mit den Fußsohlen halten
- Arme liegen seitlich neben dem Körper, Handflächen zeigen zur Decke

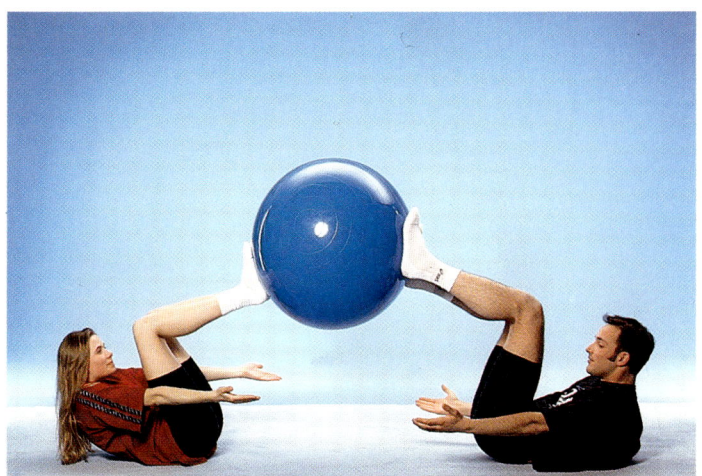

Partnerübung zur Kräftigung der Bauchmuskulatur

- Oberkörper gleichzeitig anheben
- langsam wieder zurücklegen

Fehler:

- Lendenwirbel heben vom Boden ab
- Beine gestreckt
- Kinn zu weit zur Brust gezogen

statisches Krafttraining: 8mal 15 Sekunden

dynamisches Krafttraining: 4 Serien à 15 Wiederholungen

Übung 6

Ziel: Kräftigung der geraden und schrägen Bauchmuskeln

Ausgangsstellung: Rückenlage am Boden

Ausführung:

- Beine angewinkelt hochnehmen und den Ball mit den Fußsohlen halten
- Hände hinter den Kopf nehmen, Finger berühren den Hinterkopf, Ellbogen zeigen nach außen
- rechter Ellbogen zieht (es muß nicht zum Kontakt kommen) zum linken Knie, diagonales Anheben des Oberkörpers
- langsam zurücklegen, Seite wechseln

Fehler:

- Oberkörper rollt zur Seite
- zu starker Zug am Kopf
- beide Partner üben nicht parallel

statisches Krafttraining: 6mal 10 Sekunden

dynamisches Krafttraining: 3 Serien à 20 Wiederholungen

11

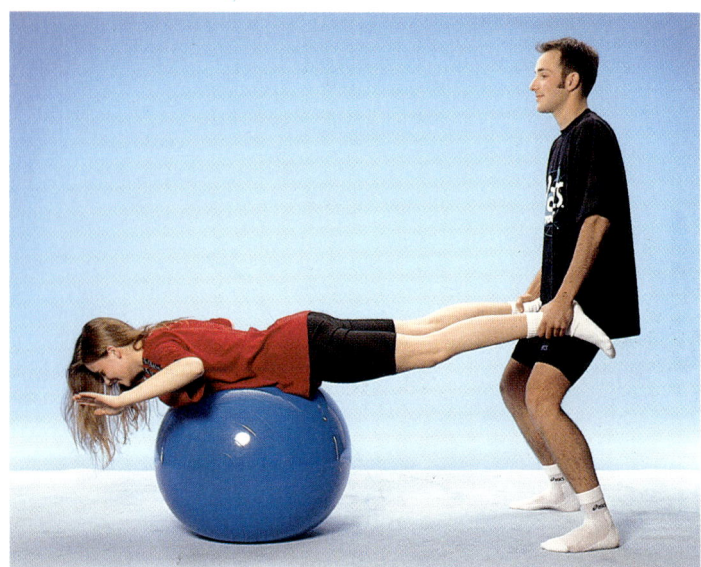

Partnerübung zur Kräftigung der Körperrückseite

Übung 7

Ziel: Kräftigung der rückwärtigen Muskulatur, Körperspannung
Ausgangsstellung: Bauchlage auf dem Ball
Ausführung:
- Übender liegt auf dem Ball, Partner steht an seinen Füßen
- Übender baut Körperspannung auf (steif machen), Arme werden seitlich in U-Form gehalten, Schulterblätter zusammengezogen
- Partner hebt die Füße des Übenden rückengerecht an
- nach einigen Sekunden Absenken der Beine, Positionswechsel
Fehler:
- hektische Bewegungen
- der Übende fällt vom Ball
- fehlende Spannung, kein Anheben möglich
statisches Krafttraining: 4mal 15 Sekunden

Übung 8

Ziel: Kräftigung der Rückenstrecker
Ausgangsstellung: Bauchlage auf dem Ball
Ausführung:
- Hände gegenseitig mit ausgestreckten Armen fassen
- Füße hüftbreit auseinanderstellen, Beine ausstrecken
- auf Kommando den Oberkörper leicht anheben
- nach einigen Sekunden Spannung lösen

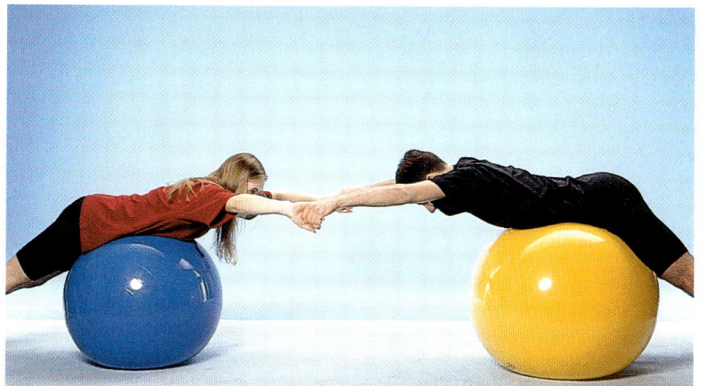

Partnerübung zur Kräftigung des Rückenstreckers

Fehler:
- Kopf nicht zwischen den gestreckten Armen
- ein Partner zieht an den Händen des anderen
- Oberkörper zu weit angehoben (Hohlkreuz)

statisches Krafttraining: 6mal 10 Sekunden
dynamisches Krafttraining: 3 Serien à 18 Wiederholungen

Übung 9

Ziel: Dehnung der Brustmuskulatur, Mobilisation der Brustwirbelsäule
Ausgangsstellung: Sitz vor dem Pezziball

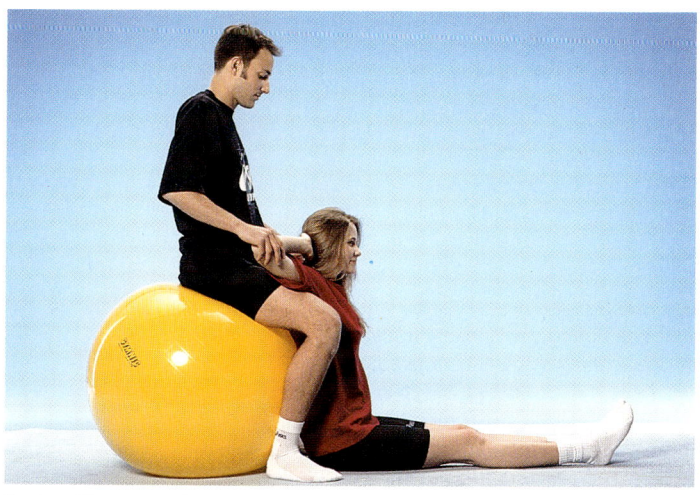

Partnerübung zur Dehnung der Brustmuskulatur

11

Ausführung:
- Partner sitzt auf dem Ball
- der Übende sitzt aufrecht mit dem Rücken am Ball
- Hände verschränken und an den Hinterkopf legen
- Partner faßt die Ellbogen des Übenden und zieht sie nach hinten
- 20 Sekunden halten, Dehnung langsam lösen

Fehler:
- Kopf des Übenden fällt nach vorne
- Übender sitzt zu weit vom Ball weg, Schräglage
- Partner sitzt zu weit vorn auf dem Ball

Partnerübungen mit dem Theraband

Partnerübungen mit dem Theraband sind sehr schwierig, da der Aufbau der Zugspannung gleichzeitig und in exakt gleichem Kraftverhältnis bei beiden Übenden erfolgen müßte. Menschen haben aber unterschiedliche Reaktionszeiten und verschiedene Kraftverhältnisse, aus diesem Grund sollten beim gemeinsamen Training die in den vorigen Kapiteln beschriebenen Übungen so durchgeführt werden, daß ein Übender die Haltefunktion übernimmt und der zweite die Übung durchführt.

Derjenige, der das Latexband fixiert, muß eine statische Muskelarbeit leisten. Er muß während seiner Haltearbeit auf eine stabile, aufrechte Körperhaltung achten.

Eine stabile, aufrechte Körperhaltung sieht folgendermaßen aus:
- in Schrittstellung oder im breiten Stand
- leicht gebeugte Knie
- angespannte Bauchmuskulatur
- fixierte Schulterblätter
- angehobener Kopf
- Arme nie über Schulterhöhe

Die Positionen werden nach entsprechenden Serien und Wiederholungen getauscht.

Circletraining

Eine andere attraktive Trainingsform für ein Gruppen-, Partner- oder auch Einzeltraining ist das Circletraining. Verschiedene Übungsstationen mit unterschiedlicher Beanspruchungsform werden aufgebaut. Jede Übung wird nacheinander über eine bestimmte Zeiteinheit absolviert. Die Übungszeit richtet sich nach dem Trainingsziel und der Bandstärke. Bei einem Ausdauertraining wird mit einer geringen Stärke eine längere Zeit (1–3 Minuten) geübt. Zur Steigerung der Maximalkraft muß mit großem Widerstand nur in kurzen Intervallen (30–60 Sekunden) trainiert werden. Die Pause zwischen den Übungen ist bei höherer Kraftanstrengung (Steigerung der Maximalkraft) länger, etwa zwei Minuten. Bei geringerer Muskelleistung (Ausdauertraining) liegt die Ruhephase zwischen 30 Sekunden und einer Minute.

Um zu verhindern, daß die Übungen nur mit Schwung und dadurch oft fehlerhaft durchgeführt werden, können die Übungen im Circletraining auch paarweise durchgeführt werden. Eine Person übt, der andere hat Pause und zählt die korrekt ausgeführten Bewegungen. Anschließend zählt derjenige, der vorher trainiert hat.

11

Anhang

Literaturverzeichnis

Benner, Prof. Dr. K.-U.: Der Körper des Menschen, Augsburg 1995.

Calais Germain, B.: Anatomie der Bewegung, Dreieich 1994.

Dargatz, Th., A. Koch: Rückengerechtes Stretching, München 1995.

Dargatz, Th., C. Wiemhoff: Rückentraining, München 1996 (2. Auflage).

Geiger, Urs, C. Schmid, V. Basel: Rehatrain, Basel 1991.

Hollmann, W., Th. Hettinger: Sportmedizin. Arbeits- und Trainingsgrundlagen, Stuttgart/New York 1990 (3. Auflage).

Jordan, A., M. Hillebrecht: Gymnastik mit dem Pezziball, Aachen 1996.

Kempf, H.-D.: Die Rückenschule, Reinbek bei Hamburg 1990.

Krämer, Prof. Dr. med. J.: Bandscheibenschäden, München 1986.

Nentwig, Christian G., J. Krämer, C.-H. Ullrich: Die Rückenschule, Stuttgart 1993 (2. Auflage).

Trusheim, Bernd: Richtig atmen – gesünder leben, München 1996.

Weineck, J.: Optimales Training. Beiträge zur Sportmedizin, Band 10, Erlangen 1990 (7. Auflage).

White, Prof. Dr. med. A.: Das Kreuz mit dem Rücken, München 1994.

Winkel, Vleeming, Fischer, Meijer, Vroege: Nichtoperative Orthopädie und Manualtherapie, Teil 4/1: Diagnostik und Therapie der Wirbelsäule, Stuttgart, Jena, New York 1992.

Herstellernachweis

ASICS Europe GmbH
Nissanstr. 4
41468 Neuss
Tel.: 02131/3802-0
Fax: 02131/3802-179

MOTIO GmbH
Markgrafenstr. 6a
76287 Rheinstetten
Tel.: 07242/6021
Fax: 07242/6024

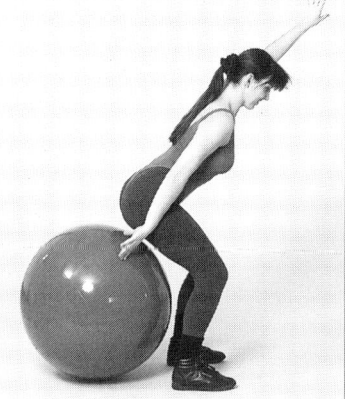

Die Übungseinheit

Eine Übungseinheit stellt die kleinste Einheit innerhalb des gesamten Trainingsprozesses dar. Sie bildet inhaltlich, zeitlich und organisatorisch ein in sich geschlossenes Ganzes. Um einen optimalen Trainingserfolg zu erzielen, sollten die Einheiten gut geplant werden.

Das Entscheidende bei einem Rückentrainingsprogramm ist die Kräftigung der Bauchmuskulatur. Betrachten wir einmal unsere Körperstatur und unser Alltagsverhalten. Für die aufrechte Haltung, beim Gehen, beim geraden Sitzen und bei körperlicher Arbeit benötigen wir vorwiegend die Rückenmuskulatur (M. erector spinae). Dadurch ist der Rücken meist gut trainiert. Der Gegenspieler (Antagonist), die Bauchmuskulatur, wird im normalen Tagesablauf hingegen nie trainiert. Es zeigen sich muskuläre Ungleichheiten, die in der Körperstatur durch eine starke Hohlkreuzbildung und einen vorstehenden Bauch sichtbar werden. Für jeden Menschen ist es demnach wichtig, insbesondere die Bauchmuskulatur durch gezielte Übungen zu erhalten oder aufzubauen. Die beschriebenen muskulären Dysbalancen und damit Fehlhaltungen können noch verstärkt werden durch Übergewicht oder eine Schwangerschaft. Die Muskeln der unteren Rückenpartie müssen gedehnt werden, um die Anspannung zu lösen.

Die Muskeln des Beckens und der Oberschenkel können ebenfalls die Hohlkreuzstellung unterstützen. Die Gesäßmuskeln als Hüftstrecker sollten gekräftigt und der Hüftbeuger sollte gedehnt werden.

Die Kyphosierung, eine verstärkte Rundrückenbildung, kann ebenfalls muskulär bedingt sein. Einen großen Teil unserer täglichen Arbeit verrichten wir vor dem Körper, so daß die Brustmuskulatur verkürzt. Die Brustmuskeln ermöglichen das Zusammenschieben der Arme vor dem Körper. Die Gegenseite, die Muskeln um und zwischen den Schulterblättern werden sehr selten eingesetzt und atrophieren (bilden sich zurück). Um diese vorgebeugte Haltung auszugleichen, wird die Vorderseite gedehnt und die Rückseite der Schultern gekräftigt.

Sehr große Menschen, vor allem Jugendliche, neigen zu einer ähnlichen Fehlhaltung. Sie versuchen durch die vorgeneigte Stellung unbewußt ihre Körpergröße zu vermindern. In den meisten Fällen zeigen sich Beschwerden an der Halswirbelsäule. Ständiges Herunterschauen belastet die Wirbelgelenke und Bandscheiben.

All diese Faktoren können nicht in einer einzigen Übungseinheit berücksichtigt werden. Deshalb ist es notwendig, ein Trainingsprogramm mit verschiedenen Einheiten zu entwerfen. Entsprechende Hilfen zur Trainingsplanung finden Sie am Ende des Gesundheitsbegleiters.

Der Aufbau einer Übungseinheit

Der Aufbau, die Gestaltung und die Dauer einer Übungseinheit hängt im wesentlichen vom Trainingsziel ab. Mit Pezziball und Theraband können verschiedene Ergebnisse erzielt werden: Entspannung, Ausdauer, Maximalkraft und Steigerung der allgemeinen und speziellen Beweglichkeit.

Es hat sich als zweckmäßig erwiesen, die Übungseinheit in einen vorbereitenden Teil, einen Hauptteil und einen abschließenden Teil zu gliedern. Inhaltlich hängen die drei Teile eng zusammen, wobei die Gestaltung des Hauptteils ausschlaggebend ist.

Der vorbereitende Teil: Das Aufwärmen

»Unter Vorbereitung versteht man das optimale Einstellen des Sportlers auf die Anforderungen der Trainingseinheit durch psychologische und pädagogische Verhaltensregulierung mit Hilfe der physischen Vorbelastung. Eine positive, bewußte Einstellung zu den Trainingsaufgaben erhöht den Trainingseffekt.« (Weineck, 1990, S. 30)

Allgemeines Aufwärmen:
- einfache Ballspiele
- leichte Laufbewegungen
- Hüpfen auf dem Ball, Arme schwingen locker mit

Spezielles Aufwärmen:
- Gewöhnungsübungen mit dem Pezziball
- Übungen mit dem Theraband mit ganz geringer Intensität

Der Hauptteil

Für den Hauptteil einer Übungseinheit werden im Freizeitbereich zwischen 20 und 40 Minuten angesetzt. Er dient der Weiterentwicklung oder Festigung der sportlichen Leistungsfähigkeit. Entsprechende Vorschläge für den Hauptteil einer Übungseinheit finden Sie nachfolgend. Je nach Leistungsstand können Sie zwischen einem Minimal- und einem Optimalprogramm wählen. Zusätzlich integriert werden kann die Durchführung einer Entspannungstechnik.

Der abschließende Teil: Das Abwärmen

Das Abwärmen ist ebenfalls Bestandteil jeder Übungseinheit. Der Zeitrahmen richtet sich nach der Intensität der Übungen des Hauptteils, zwischen fünf und fünfzehn Minuten sind üblich. Die Erholungs- und Wiederherstellungsprozesse werden eingeleitet und durch lockere Bewegungen sogar beschleunigt. Das Herz-Kreislauf-System wird in kleinen Schritten auf den Normalzustand zurückgeführt, ein abruptes Abbrechen der Belastung kann zu Kreislaufproblemen führen.

Abwärmübungen:
- lockeres Traben auf der Stelle
- Hüpfen auf dem Ball, Arme schwingen locker mit
- Herumrollen auf dem Ball
- Stretching
- Atemübungen
- Entspannungsverfahren, zum Beispiel Igelmassage
- passive Erholungsmaßnahmen, zum Beispiel heiße Dusche, Bäder, Sauna

Minimalprogramme

Das Minimalprogramm ist besonders für Personen geeignet, die noch nie oder über viele Jahre hinweg keinen Sport getrieben haben. Das Programm ist nach entsprechender Gewöhnungsphase an den Pezziball auch von älteren Menschen durchführbar. Erreichen Sie in den Muskelfunktionstests, die Sie über Ihren derzeitigen Leistungsstand informieren (s. Hauptteil S. 22 ff), Ergebnisse in den Bereichen B und C, sollten Sie unbedingt mit dem Minimalprogramm beginnen.

Damit Anpassungserscheinungen hervorgerufen werden, sollte eine Einheit etwa zwanzig Minuten dauern. Ein zehnminütiges Auf- und Abwärmen kommt hinzu. Trainieren Sie nur einmal wöchentlich, wird der derzeitige Leistungsstand erhalten. Als optimal hat es sich erwiesen, zwei- bis dreimal in der Woche aktiv zu sein. Zwischen den jeweiligen Übungseinheiten sollten Sie ein bis zwei Tage Regeneration einplanen. Die Muskulatur sowie das Binde- und Stützgewebe hat so die Möglichkeit, sich von dem gesetzten Trainingsreiz zu erholen.

Das Trainingsprogramm erstreckt sich insgesamt über zwölf Wochen. Wer innerhalb dieses Zeitraumes die Übungseinheiten konsequent und regelmäßig durchführt, immer mit Rücksicht auf das eigene Wohlbefinden, wird erste Trainingserfolge feststellen. Es bietet Ihnen eine systematisch aufgebaute Übungsreihe für die gesamte Rumpfmuskulatur. Die Trainingsintensität variiert von Woche zu Woche. Stretchingübungen und Kraftausdauertraining sind weniger erschöpfend als statische Übungen, welche ein muskulär anstrengenderes Programm bedeuten.
Bearbeiten Sie nur anfangs den Bereich, der Ihnen besondere Probleme bereitet. Nachdem die Mängel (Muskeldefizit oder eingeschränkte Beweglichkeit) behoben sind, sollten Sie aber immer die gesamte Rumpfmuskulatur trainieren, sonst entstehen neue muskuläre Ungleichheiten.
Diejenigen, die täglich etwas für ihren Körper tun möchten, finden einen Wochenplan mit einem täglichen 15-Minuten-Programm. Nach einigen Wochen kontinuierlichen Trainings sollten alle Übenden zum Optimalprogramm übergehen.

Das abschließende Trainingsprogramm bei akuten Rückenbeschwerden ist sozusagen ein Notfallprogramm, jedoch nicht nach Diagnose eines Bandscheibenvorfalls oder ähnlichen Verletzungen an der Wirbelsäule durchzuführen, sondern etwa bei Rückenschmerzen nach dem Aufstehen (Gelenkschwere) oder nach längerer einseitiger Arbeit (Überbeanspruchung).

Die Übungsbeschreibungen finden Sie im Hauptbuch. Sie wurden fortlaufend numeriert, die Buchstaben zeigen, welche Trainingsgeräte Sie benötigen: P = Pezziball, T = Theraband, D = Dehnung. Ein angepaßtes Auf- und Abwärmen wird vorausgesetzt.

Trainingsprogramme für die Halswirbelsäule

Programm 1:
Dehnung, statisches Krafttraining mit dem Pezziball

Übung	Belastungsdauer
D 1	2mal 20 sec.
P 1	6mal 10 sec.
P 4	6mal 10 sec.
D 1	2mal 20 sec.
D 3	2mal 20 sec.
P 2	6 Serien à 6mal 6 sec. je Seite
P 3	6mal 10 sec.
P 5	4mal 15 sec.
D 2	2mal 20 sec.
D 7	2mal 20 sec.

Programm 1a:
Dehnung, statisches Krafttraining mit dem Theraband

Übung	Belastungsdauer
D 1	2mal 20 sec.
T 1	5mal 10 sec.
T 4	4mal 15 sec.
D 2	2mal 20 sec.
T 2	6mal 10 sec. je Seite
T 5	6mal 15 sec.
D 3	2mal 20 sec.
T 3	6mal 15 sec.
T 4	6mal 10 sec.
D 1	2mal 20 sec.

Trainingsprogramme für die Brustwirbelsäule

Programm 1:
Mobilisation, Dehnung, Kraftausdauertraining mit dem Pezziball

Übung	*Belastungsdauer*
P 34	1 min.
P 33	1 min.
P 36	1 min.
P 9	3 Serien à 18 Wiederholungen
P 10	3 Serien à 30 Wiederholungen
D 6	2mal 20 sec.
P 11	3 Serien à 25 Wiederholungen
P 6	2 Serien à 15 Wiederholungen
D 7	2mal 20 sec. je Seite
D 9	2mal 20 sec. je Seite
D 8	2mal 20 sec. je Seite

Programm 1a:
Mobilisation, Dehnung, Kraftausdauertraining mit dem Theraband

Übung	*Belastungsdauer*
D 5	2mal 20 sec. je Seite
D 6	2mal 20 sec. je Seite
T 8	3 Serien à 20 Wiederholungen
T 9	3 Serien à 20 Wiederholungen
D 7	2mal 20 sec. je Seite
T 12	3 Serien à 16 Wiederholungen
T 13	3 Serien à 18 Wiederholungen
T 14	3 Serien à 25 Wiederholungen
D 4	2mal 20 sec.
T 11	3 Serien à 20 Wiederholungen
D 9	2mal 20 sec. je Seite

Programm 2:
Statisches Krafttraining, Dehnung mit dem Pezziball

Übung	*Belastungsdauer*
D 8	2mal 20 sec.
P 9	5mal 15 sec.
P 10	4mal 15 sec. je Seite
D 6	2mal 20 sec.
D 7	2mal 20 sec. je Seite
P 7	6mal 10 sec.
P 8	6mal 10 sec.

P 7a	4mal 15 sec.
D 5	2mal 20 sec. je Seite
D 9	2mal 20 sec.

Programm 2a:
Statisches Krafttraining, Dehnung mit dem Theraband

Übung   *Belastungsdauer*

D 6	2mal 20 sec.
T 7	4mal 10 sec.
T 11	6mal 10 sec.
D 7	2mal 20 sec. je Seite
D 5	2mal 20 sec. je Seite
T 13	4mal 15 sec. je Seite
T 14	6mal 10 sec.
D 4	2mal 20 sec.
T 9	6mal 10 sec.
T 27	6mal 10 sec.
D 9	2mal 20 sec. je Seite

Trainingsprogramme für die Lendenwirbelsäule

Programm 1:
Mobilisation, Dehnung, Kraftausdauertraining mit dem Pezziball

Übung   *Belastungsdauer*

P 31	1 min.
P 32	1 min.
P 13	3 Serien à 12 Wiederholungen
P 14	4 Serien à 14 Wiederholungen
P 29	1 min.
D 14	2mal 20 sec. je Seite
P 21	3 Serien à 20 Wiederholungen je Seite
D 18	2mal 20 sec. je Seite
P 27	3mal 1 min.
D 11	2mal 20 sec.
P 16	3 Serien à 14 Wiederholungen
P 30	1 min.

Programm 1a:
Mobilisation, Dehnung, Kraftausdauertraining mit dem Theraband

Übung   *Belastungsdauer*

| T 15 | 3 Serien à 20 Wiederholungen je Seite |
| T 16 | 3 Serien à 18 Wiederholungen je Seite |

D 10	2mal 20 sec.
T 18	3 Serien à 20 Wiederholungen
T 20	3 Serien à 16 Wiederholungen je Seite
T 17	3 Serien à 15 Wiederholungen je Seite
D 11	2mal 20 sec.
T 21	3 Serien à 20 Wiederholungen
T 24	3 Serien à 18 Wiederholungen je Seite
T 26	3 Serien à 12 Wiederholungen je Seite
D 19	2mal 20 sec. je Seite
D 16	2mal 20 sec. je Seite

Programm 2:
Statisches Krafttraining, Dehnung mit dem Pezziball

Übung	*Belastungsdauer*
D 10	2mal 20 sec. je Seite
P 19	6mal 10 sec.
P 18	3mal 15 sec. je Seite
P 15	6mal 15 sec.
D 13	2mal 20 sec.
P 20	5mal 20 sec. je Seite
P 22	6mal 15 sec.
D 12	2mal 20 sec.
P 14	6mal 10 sec.
D 15	2mal 20 sec. je Seite
D 16	2mal 20 sec. je Seite
D 14	2mal 20 sec. je Seite
D 18	2mal 20 sec. je Seite

Programm 2 a:
Statisches Krafttraining, Dehnung mit dem Theraband

Übung	*Belastungsdauer*
T 16	6mal 15 sec. je Seite
T 17	4mal 10 sec. je Seite
T 18	6mal 10 sec. je Seite
T 19	6mal 10 sec. je Seite
D 11	2mal 20 sec.
T 21	6mal 10 sec.
T 22	4mal 15 sec. je Seite
D 17	2mal 20 sec. je Seite
T 23	5mal 15 sec.
T 25	4mal 15 sec. je Seite
D 19	2mal 20 sec. je Seite

Minimalprogramm für die gesamte Rumpfmuskulatur

Erste Woche

Übung	Belastungsdauer
P 31	1 min.
P 33	1 min.
P 35	1 min.
P 27	4mal 20 sec.
P 15	4mal 15 sec.
P 13	3 Serien à 12 Wiederholungen
P 18	3mal 15 sec. je Seite
D 13	2mal 20 sec.
P 4	4mal 10 sec.
P 8	4mal 10 sec.
D 18	2mal 20 sec. je Seite
D 11	2mal 20 sec.

Zweite Woche

Übung	Belastungsdauer
P 34	1 min.
P 33	1 min.
T 26	3 Serien à 12 Wiederholungen
T 27	3 Serien à 10 Wiederholungen
T 15	3 Serien à 16 Wiederholungen
T 17	3mal 10 sec. je Seite
T 18	3 Serien à 20 Wiederholungen
T 6	3 Serien à 18 Wiederholungen
T 8	3 Serien à 18 Wiederholungen
D 4	2mal 20 sec.
T 25	3 Serien à 20 Wiederholungen
D 17	2mal 20 sec. je Seite

Dritte Woche

Übung	Belastungsdauer
P 32	1 min.
P 26	6mal 10 sec.
P 24	6mal 15 sec.
P 1	4mal 10 sec.
P 3	4mal 10 sec.
P 6	3 Serien à 10 Wiederholungen
D 6	2mal 20 sec.
D 9	2mal 20 sec.

P 9	4mal 15 sec.
P 29	1 min.
P 14	4 Serien à 10 Wiederholungen
P 19	5mal 10 sec.
D 13	2mal 20 sec.

Vierte Woche

Übung	*Belastungsdauer*
D 1	2mal 20 sec.
D 2	2mal 20 sec.
T 3	4mal 10 sec.
T 5	3 Serien à 18 Wiederholungen
D 7	2mal 20 sec. je Seite
D 6	2mal 20 sec.
T 17	3 Serien à 18 Wiederholungen
T 7	3mal 10 sec.
T 12	3 Serien à 18 Wiederholungen
T 14	3 Serien à 20 Wiederholungen
D 5	2mal 20 sec. je Seite
D 10	2mal 20 sec. je Seite
D 19	2mal 20 sec. je Seite

Fünfte Woche

Übung	*Belastungsdauer*
T 26	3 Serien à 15 Wiederholungen
D 18	2mal 20 sec. je Seite
P 28	4mal 15 sec. je Seite
P 27	4mal 30 sec.
P 30	1 min.
T 24	4mal 15 sec. je Seite
T 22	3 Serien à 18 Wiederholungen
D 14	2mal 20 sec. je Seite
T 21	3 Serien à 18 Wiederholungen
T 18	6mal 10 sec. je Seite
T 19	3 Serien à 18 Wiederholungen
P 22	4mal 10 sec.
P 30	1 min.

Sechste Woche

Übung	*Belastungsdauer*
P 33	1 min.
P 2	6 Serien à 4 mal 6 sec. je Seite
P 5	4mal 15 sec.

T 1	4mal 10 sec.
T 4	4mal 10 sec.
D 1	2mal 20 sec.
P 7	6mal 10 sec.
P 9	3 Serien à 18 Wiederholungen
P 11	3 Serien à 25 Wiederholungen
D 12	2mal 20 sec.
P 13	6mal 10 sec.
P 14	4 Serien à 14 Wiederholungen
P 19	6mal 10 sec.
D 8	2mal 20 sec.

Siebte Woche

Übung	*Belastungsdauer*
P 23	6mal 10 sec.
P 21	3 Serien à 30 Wiederholungen je Seite
D 15	2mal 20 sec. je Seite
T 15	3 Serien à 20 Wiederholungen je Seite
T 18	6mal 15 sec. je Seite
T 17	5mal 10 sec. je Seite
D 10	2mal 20 sec. je Seite
T 28	3 Serien à 15 Wiederholungen je Seite
P 36	6mal 10 sec.
P 25	6mal 10 sec.
T 23	4mal 15 sec.
T 24	6mal 10 sec. je Seite
D 19	2mal 20 sec. je Seite

Achte Woche

Übung	*Belastungsdauer*
P 31	1 min.
P 35	1 min.
P 8	6mal 10 sec.
P 7a	6mal 10 sec.
D 5	2mal 20 sec.
T 3	6mal 10 sec.
P 10	3 Serien à 30 Wiederholungen
T 9	3 Serien à 20 Wiederholungen
T 10	2 Serien à 25 Wiederholungen je Seite
P 16	3 Serien à 15 Wiederholungen
P 18	5mal 10 sec. je Seite
P 20	4mal 20 sec. je Seite
P 30	1 min.

Neunte Woche

Übung	Belastungsdauer
D 12	2mal 20 sec.
D 14	2mal 20 sec. je Seite
D 18	2mal 20 sec. je Seite
D 6	2mal 20 sec.
T 17	5mal 10 sec. je Seite
T 19	4 Serien à 16 Wiederholungen
T 20	4 Serien à 14 Wiederholungen
P 32	1 min.
P 27	4mal 30 sec.
T 13	3 Serien à 20 Wiederholungen
T 11	4mal 15 sec.
T 9	3 Serien à 20 Wiederholungen
D 7	2mal 20 sec. je Seite

Zehnte Woche

Übung	Belastungsdauer
P 33	1 min.
P 2	6 Serien je Seite 4mal 10 sec.
P 4	3 Serien à 15 Wiederholungen
T 2	3 Serien à 20 Wiederholungen
T 5	6mal 15 sec.
P 7	4mal 15 sec.
P 10	3 Serien à 30 Wiederholungen
P 12	3 Serien à 20 Wiederholungen
D 12	2mal 20 sec.
T 9	3 Serien à 20 Wiederholungen
T 14	6mal 15 sec.
T 19	6mal 10 sec. je Seite
T 16	3 Serien à 18 Wiederholungen

Elfte Woche

Übung	Belastungsdauer
P 25	6mal 10 sec.
P 26	8mal 10 sec.
P 28	6mal 10 sec. je Seite
P 24	6mal 20 sec.
D 16	2mal 20 sec. je Seite
D 18	2mal 20 sec. je Seite
P 15	6mal 15 sec.
P 16	3 Serien à 18 Wiederholungen
P 18	3 Serien à 10 Wiederholungen je Seite

T 21	6mal 10 sec.
T 23	5mal 15 sec.
T 25	3 Serien à 20 Wiederholungen je Seite
D 19	2mal 20 sec. je Seite
D 15	2mal sec. je Seite

Zwölfte Woche

Übung	*Belastungsdauer*
D 1	2mal 20 sec.
D 2	2mal 20 sec. je Seite
P 1	4mal 10 sec.
T 4	4mal 10 sec.
P 6	3 Serien à 14 Wiederholungen
P 7a	6mal 15 sec.
D 4	2mal 20 sec.
T 6	3 Serien à 18 Wiederholungen
T 10	3 Serien à 25 Wiederholungen
P 14	4 Serien à 16 Wiederholungen
P 17	3 Serien à 18 Wiederholungen je Seite
P 22	6mal 15 sec.
P 28	6mal 15 sec.
P 36	6mal 10 sec.

Tägliches 15-Minuten-Programm

Montag

Übung	*Belastungsdauer*
P 35	1 min.
P 2	4 Serien à 4mal je Seite 6 sec.
P 4	3 Serien à 12 Wiederholungen
D 1	2mal 20 sec.
P 8	6mal 10 sec.
P 11	3 Serien à 20 Wiederholungen
P 19	6mal 10 sec.
P 18	3 Serien à 16 Wiederholungen im Wechsel
D 13	2mal 20 sec.

Dienstag

Übung	*Belastungsdauer*
P 32	1 min.
T 3	5mal 10 sec.
T 6	3 Serien à 18 Wiederholungen

D 3	2mal 20 sec. je Seite
T 27	3 Serien à 16 Wiederholungen
T 28	6mal 10 sec. je Seite
D 9	2mal 20 sec. je Seite
T 21	3 Serien à 20 Wiederholungen
D 19	2mal 20 sec. je Seite

Mittwoch

Übung	*Belastungsdauer*
P 34	1 min.
P 14	4 Serien à 14 Wiederholungen
P 15	6mal 15 sec.
P 17	3 Serien à 16 Wiederholungen je Seite
D 13	2mal 20 sec.
T 17	5mal 10 sec. je Seite
T 18	2 Serien à 20 Wiederholungen je Seite
T 19	3 Serien à 15 Wiederholungen je Seite
D 14	2mal 20 sec. je Seite

Donnerstag

Übung	*Belastungsdauer*
P 36	1 min.
P 23	4mal 10 sec.
P 22	4mal 15 sec.
P 20	4mal 20 sec. je Seite
P 19	3 Serien à 16 Wiederholungen
T 23	4mal 15 sec.
T 25	2 Serien à 20 Wiederholungen je Seite
P 24	6mal 15 sec.
D 17	2mal 20 sec.

Freitag

Übung	*Belastungsdauer*
P 33	1 min.
D 8	2mal 20 sec.
T 7	4mal 10 sec.
T 9	3 Serien à 16 Wiederholungen
T 12	3 Serien à 18 Wiederholungen
D 9	2mal 20 sec. je Seite
T 13	2mal à 18 Wiederholungen je Seite
T 14	4mal 15 sec.
D 14	2mal 20 sec.

Samstag

Übung	Belastungsdauer
P 31	1 min.
T 15	2 Serien à 20 Wiederholungen je Seite
T 16	4mal 15 sec. je Seite
D 13	2mal 20 sec.
P 13	6mal 10 sec.
P 16	3 Serien à 14 Wiederholungen
P 18	4mal 15 sec. je Seite
D 18	2mal 20 sec. je Seite
D 11	2mal 20 sec.

Sonntag

Übung	Belastungsdauer
P 29	1 min.
T 26	3 Serien à 15 Wiederholungen
D 17	2mal 20 sec. je Seite
P 28	4mal 20 sec. je Seite
P 27	4mal 30 sec.
T 17	2 Serien à 20 Wiederholungen je Seite
P 16	6mal 10 sec.
P 6	3 Serien à 14 Wiederholungen
D 6	2mal 20 sec.

Tägliches Training bei akuten Rückenbeschwerden

An dieser Stelle sei nochmals darauf hingewiesen, daß »akut« keine Verletzungen der Wirbelsäule einschließt. Haben Sie chronische Rückenbeschwerden oder plötzliche, starke Schmerzen, sollten Sie unbedingt einen Arzt aufsuchen!

Programm 1:
Entspannung, Mobilisation, Dehnung

Übung	Belastungsdauer
P 29	2 min.
P 30	2 min.
D 11	2mal 20 sec.
D 19	2mal 20 sec. je Seite
D 12	2mal 20 sec.
P 35	2 min.
P 32	2 min.

Programm 2:
Mobilisation, leichte Kräftigung

Übung	Belastungsdauer
P 31	2 min.
P 32	2 min.
P 20	3mal 10 sec. je Seite
D 12	2mal 20 sec.
P 13	4mal 10 sec.
P 15	4mal 10 sec.
P 29	2 min.
P 30	2 min.
D 11	2mal 20 sec.

Optimalprogramme

Nach zwölf Wochen Training können Sie vom Minimal- zum Optimalprogramm übergehen. Eine gute Leistungskontrolle bietet Ihnen die Wiederholung der Muskelfunktionstests. Vergleichen Sie Ihre Ausgangswerte mit den aktuellen Ergebnissen. Liegen die Bewertungen überwiegend im Bereich A, können Sie mit dem Optimalprogramm beginnen. Ebenfalls direkt in das Optimalprogramm einsteigen können sportlich geübte Menschen, die bereits über einen längeren Zeitraum wenigstens zweimal wöchentlich Sport getrieben haben.

Der Umfang und die Intensität des Trainings werden gesteigert. Wöchentlich sollten drei bis vier Einheiten von 30–60 Minuten Dauer durchgeführt werden. Zur reinen Übungszeit kommen noch etwa zehn bis fünfzehn Minuten Auf- und Abwärmen hinzu.

Aufgrund der erhöhten Leistungsfähigkeit haben die Programme das Ziel der Maximalkraftsteigerung. Dazu muß die passende Therabandstärke eingesetzt werden, das bedeutet, daß Sie während der letzten Serie höchstens fünf Wiederholungen mehr als vorgegeben durchführen können sollten. Die Pausenzeit zwischen den Übungen muß verlängert werden.

Trainingsprogramm für die Halswirbelsäule

Programm 1:
Dehnung, statisches Krafttraining mit Pezziball und Theraband

Übung	*Belastungsdauer*
P 35	1 min.
D 1	2mal 20 sec.
P 1	6mal 15 sec.
T 1	4mal 20 sec.
D 3	2mal 20 sec. je Seite
P 2	8 Serien à 4mal 10 sec. je Seite
T 2	6mal 20 sec. je Seite

D 2	2mal 20 sec. je Seite
P 5	4mal 20 sec.
T 3	6mal 20 sec.
T 5	4mal 20 sec.
P 4	6mal 20 sec.
D 1	2mal 20 sec.

Trainingsprogramme für die Brustwirbelsäule

Programm 1:

Mobilisation, Dehnung, Kraftausdauertraining mit Pezziball und Theraband

Übung	*Belastungsdauer*
P 33	1 min.
P 10	5 Serien à 24 Wiederholungen
T 8	4 Serien à 20 Wiederholungen
T 14	4 Serien à 25 Wiederholungen
D 6	2mal 20 sec.
D 7	2mal 20 sec. je Seite
T 13	4 Serien à 24 Wiederholungen je Seite
T 12	4 Serien à 18 Wiederholungen
D 5	2mal 20 sec. je Seite
P 11	4 Serien à 25 Wiederholungen
P 12	4 Serien à 25 Wiederholungen
D 8	2mal 20 sec.
P 34	1 min.

Programm 2:

Statisches Krafttraining, Dehnung mit Pezziball und Theraband

Übung	*Belastungsdauer*
D 6	2mal 20 sec.
D 9	2mal 20 sec. je Seite
P 7	6mal 15 sec.
P 8	6mal 15 sec.
P 7a	6mal 20 sec.
D 4	2mal 20 sec.
T 7	6mal 15 sec.
T 11	6mal 15 sec.
D 7	2mal 20 sec. je Seite
T 14	8mal 15 sec.
P 9	6mal 20 sec.
D 10	2mal 20 sec.

Trainingsprogramme für die Lendenwirbelsäule

Programm 1:
Mobilisation, Dehnung, Kraftausdauertraining mit Pezziball und Theraband

Übung	Belastungsdauer
P 31	1 min.
P 13	4 Serien à 18 Wiederholungen
P 18	4 Serien à 20 Wiederholungen im Wechsel
P 19	5 Serien à 16 Wiederholungen
D 13	2mal 20 sec.
P 21	4 Serien à 20 Wiederholungen je Seite
P 29	1 min.
T 21	4 Serien à 18 Wiederholungen
T 24	4 Serien à 20 Wiederholungen je Seite
D 19	2mal 20 sec. je Seite
T 16	4 Serien à 18 Wiederholungen je Seite
T 20	4 Serien à 18 Wiederholungen je Seite
D 11	2mal 20 sec.
P 30	1 min.

Programm 2:
Statisches Krafttraining, Dehnung mit Pezziball und Theraband

Übung	Belastungsdauer
D 10	2mal 20 sec.
T 17	6mal 20 sec. je Seite
T 18	6mal 15 sec. je Seite
T 19	6mal 20 sec. je Seite
D 13	2mal 20 sec.
P 27	5mal 60 sec.
P 28	4mal 30 sec. je Seite
T 25	6mal 15 sec. je Seite
D 18	2mal 20 sec. je Seite
P 15	6mal 20 sec.
P 16	6mal 20 sec.
P 18	4mal 15 sec. je Seite
D 14	2mal 20 sec. je Seite
D 12	2mal 20 sec.

Optimalprogramm für die gesamte Rumpfmuskulatur

Erste Woche

Übung	Belastungsdauer
P 33	1 min.
P 36	3 Serien à 10 Wiederholungen
P 24	6mal 20 sec.
T 23	8mal 15 sec.
D 15	2mal 20 sec.
T 21	5 Serien à 12 Wiederholungen
T 19	6mal 15 sec. je Seite
T 18	5 Serien à 10 Wiederholungen je Seite
D 13	2mal 20 sec.
T 12	5 Serien à 10 Wiederholungen
T 10	4 Serien à 10 Wiederholungen je Seite
T 7	6mal 15 sec.
D 8	2mal 20 sec.
D 5	2mal 20 sec.

Zweite Woche

Übung	Belastungsdauer
P 26	8mal 20 sec.
P 25	6mal 10 sec.
P 20	6mal 20 sec. je Seite
D 12	2mal 20 sec.
P 17	4 Serien à 20 Wiederholungen je Seite
P 19	6mal 15 sec.
T 15	5 Serien à 12 Wiederholungen je Seite
T 17	4 Serien à 12 Wiederholungen je Seite
D 14	2mal 20 sec. je Seite
P 7a	6mal 15 sec.
P 8	6mal 15 sec.
P 9	6mal 20 sec.
D 9	2mal 20 sec.
D 11	2mal 20 sec.

Dritte Woche

Übung	Belastungsdauer
P 1	6mal 15 sec.
D 1	2mal 20 sec.
P 3	6mal 15 sec.

T 5	6mal 15 sec.
P 6	5 Serien à 15 Wiederholungen
D 6	2mal 20 sec.
T 8	4 Serien à 10 Wiederholungen
T 9	5 Serien à 10 Wiederholungen
T 11	6mal 20 sec.
D 7	2mal 20 sec. je Seite
T 15	5 Serien à 12 Wiederholungen je Seite
T 16	6mal 20 sec. je Seite
D 13	2mal 20 sec.
D 14	2mal 20 sec. je Seite

Vierte Woche

Übung	*Belastungsdauer*
D 17	2mal 20 sec. je Seite
D 18	2mal 20 sec. je Seite
T 24	5 Serien à 12 Wiederholungen je Seite
T 25	4 Serien à 10 Wiederholungen je Seite
P 27	4mal 60 sec.
D 11	2mal 20 sec.
T 27	5 Serien à 12 Wiederholungen
T 20	4 Serien à 10 Wiederholungen je Seite
T 17	6mal 15 sec. je Seite
P 19	6mal 15 sec.
D 10	2mal 20 sec. je Seite
T 10	5 Serien à 10 Wiederholungen je Seite
T 7	5mal 15 sec.
D 8	2mal 20 sec.
D 5	2mal 20 sec.

Fünfte Woche

Übung	*Belastungsdauer*
D 6	2mal 20 sec.
D 7	2mal 20 sec.
P 10	4 Serien à 30 Wiederholungen
P 9	6mal 20 sec.
T 3	6mal 15 sec.
T 2	6mal 15 sec. je Seite
D 2	2mal 20 sec.
P 7	6mal 15 sec.
P 13	5 Serien à 15 Wiederholungen
P 16	5mal 20 sec.
T 16	6mal 20 sec. je Seite
D 14	2mal 20 sec.

T 22	4 Serien à 12 Wiederholungen je Seite
T 23	6mal 20 sec.
D 15	2mal 20 sec.

Sechste Woche

Übung	Belastungsdauer
P 35	1 min.
T 26	5 Serien à 12 Wiederholungen
P 24	5mal 60 sec.
D 17	2mal 20 sec. je Seite
T 21	6 Serien à 10 Wiederholungen
T 25	4 Serien à 12 Wiederholungen je Seite
D 19	2mal 20 sec. je Seite
P 16	4 Serien à 20 Wiederholungen
P 14	8mal 15 sec.
D 10	2mal 20 sec.
T 6	5 Serien à 10 Wiederholungen
T 8	6 Serien à 8 Wiederholungen
T 5	6mal 15 sec.
D 4	2mal 20 sec.

Siebte Woche

Übung	Belastungsdauer
D 1	2mal 20 sec.
D 6	2mal 20 sec.
P 11	5 Serien à 20 Wiederholungen
T 11	6 Serien à 10 Wiederholungen
P 13	5 Serien à 12 Wiederholungen
P 15	6mal 20 sec.
P 18	5 Serien à 20 Wiederholungen im Wechsel
P 29	1 min.
P 19	5 Serien à 15 Wiederholungen
P 20	6mal 30 sec. je Seite
D 12	2mal 20 sec.
T 15	6 Serien à 12 Wiederholungen je Seite
T 19	8mal 15 sec. je Seite
P 30	1 min.

Achte Woche

Übung	Belastungsdauer
P 25	6mal 10 sec.
P 28	6mal 30 sec. je Seite
P 5	6mal 15 sec.

D 1	2mal 20 sec.
P 4	6mal 15 sec.
T 4	6mal 15 sec.
P 6	4 Serien à 15 Wiederholungen
T 8	5 Serien à 10 Wiederholungen
T 13	5 Serien à 10 Wiederholungen
D 5	2mal 20 sec. je Seite
P 21	5 Serien à 20 Wiederholungen
T 21	5 Serien à 12 Wiederholungen
D 15	2mal 20 sec. je Seite
D 19	2mal 20 sec. je Seite

Neunte Woche

Übung	*Belastungsdauer*
P 31	1 min.
P 2	8 Serien à 4 mal 10 sec. je Seite
T 2	6mal 15 sec. je Seite
D 2	2mal 20 sec. je Seite
T 5	5 Serien à 10 Wiederholungen
P 12	5 Serien à 14 Wiederholungen
T 7	6mal 15 sec.
T 9	6 Serien à 12 Wiederholungen
T 14	6 Serien à 12 Wiederholungen
D 9	2mal 20 sec. je Seite
D 10	2mal 20 sec.
P 18	4 Serien à 20 Wiederholungen je Seite
T 16	5 Serien à 12 Wiederholungen je Seite
T 18	8mal 15 sec. je Seite
D 13	2mal 20 sec.

Zehnte Woche

Übung	*Belastungsdauer*
T 19	5 Serien à 16 Wiederholungen
T 20	6mal 15 sec. je Seite
D 14	2mal 20 sec. je Seite
T 22	5 Serien à 10 Wiederholungen je Seite
T 24	5 Serien à 12 Wiederholungen je Seite
T 25	4 Serien à 8 Wiederholungen je Seite
D 15	2mal 20 sec. je Seite
P 24	4mal 60 sec.
D 17	2mal 20 sec. je Seite
P 13	6mal 20 sec.
P 16	4 Serien à 16 Wiederholungen
P 30	1 min.

P 17	4 Serien à 18 Wiederholungen je Seite
P 27	4mal 60 sec.
D 11	2mal 20 sec.

Elfte Woche

Übung	*Belastungsdauer*
P 36	4 Serien à 10 Wiederholungen
T 28	5 Serien à 12 Wiederholungen je Seite
D 9	2mal 20 sec. je Seite
T 27	5 Serien à 10 Wiederholungen
T 5	6 Serien à 12 Wiederholungen
P 7a	6mal 20 sec.
D 5	2mal 20 sec. je Seite
P 8	6mal 20 sec.
P 12	6 Serien à 16 Wiederholungen
D 12	2mal 20 sec.
T 9	5 Serien à 10 Wiederholungen
T 15	5 Serien à 12 Wiederholungen je Seite
T 16	8mal 20 sec. je Seite
D 13	2mal 20 sec.

Zwölfte Woche

Übung	*Belastungsdauer*
D 14	2mal 20 sec. je Seite
D 18	2mal 20 sec. je Seite
P 28	4mal 20 sec. je Seite
T 24	6mal 12 sec. je Seite
T 23	8mal 20 sec.
D 11	2mal 20 sec.
T 21	8mal 20 sec.
T 20	5 Serien à 16 Wiederholungen je Seite
T 12	5 Serien à 12 Wiederholungen
T 8	6 Serien à 10 Wiederholungen
D 7	2mal 20 sec.
P 6	4 Serien à 15 Wiederholungen
T 1	5mal 20 sec.
P 34	1 min.

Wenn Sie die Programme wie beschrieben durchgeführt haben, sollten Sie nun in der Lage sein, Ihren weiteren Trainingsablauf selbst zu planen. Setzen Sie Schwerpunkte für jede Trainingswoche. Dazwischen können Sie ein gemischtes Programm für die gesamte Rumpfmuskulatur absolvieren.

Tägliches 15-Minuten-Programm

Montag

Übung	*Belastungsdauer*
T 26	6 Serien à 15 Wiederholungen
P 24	8mal 30 sec.
D 17	2mal 20 sec. je Seite
P 21	4 Serien à 20 Wiederholungen je Seite
T 23	6mal 20 sec.
D 19	2mal 20 sec. je Seite
P 16	4 Serien à 18 Wiederholungen
P 18	5 Serien à 20 Wiederholungen im Wechsel
P 30	1 min.

Dienstag

Übung	*Belastungsdauer*
T 28	4 Serien à 15 Wiederholungen je Seite
P 20	6mal 30 sec. je Seite
P 19	5 Serien à 18 Wiederholungen
T 15	5 Serien à 12 Wiederholungen je Seite
T 17	5mal 15 sec. je Seite
D 13	2mal 20 sec.
T 1	6mal 20 sec.
T 2	4 Serien à 16 Wiederholungen je Seite
D 3	2mal 20 sec. je Seite
D 6	2mal 20 sec.

Mittwoch

Übung	*Belastungsdauer*
T 27	6 Serien à 18 Wiederholungen
T 5	4 Serien à 16 Wiederholungen
P 6	4 Serien à 15 Wiederholungen
P 7a	6mal 20 sec.
D 4	2mal 20 sec.
P 9	6mal 20 sec.
T 8	5 Serien à 12 Wiederholungen
T 12	5 Serien à 12 Wiederholungen
D 9	2mal 20 sec. je Seite
D 11	2mal 20 sec.

Donnerstag

Übung	Belastungsdauer
P 28	4mal 30 sec. je Seite
T 13	5 Serien à 12 Wiederholungen
T 11	5 Serien à 10 Wiederholungen
D 5	2mal 20 sec. je Seite
P 15	8mal 15 sec.
P 18	4mal 20 sec. Wiederholungen im Wechsel
T 18	5 Serien à 10 Wiederholungen je Seite
T 20	5 Serien à 12 Wiederholungen je Seite
D 13	2mal 20 sec.
D 14	2mal 20 sec. je Seite

Freitag

Übung	Belastungsdauer
P 25	8mal 10 sec.
P 27	5mal 60 sec.
T 24	6mal 20 sec. je Seite
D 15	2mal 20 sec. je Seite
P 14	4 Serien à 20 Wiederholungen
P 19	6mal 15 sec.
T 9	5 Serien à 10 Wiederholungen
T 14	5 Serien à 12 Wiederholungen
D 10	2mal 20 sec. je Seite
D 8	2mal 20 sec.

Samstag

Übung	Belastungsdauer
P 23	8mal 10 sec.
T 18	5 Serien à 14 Wiederholungen je Seite
T 20	5 Serien à 10 Wiederholungen je Seite
D 12	2mal 20 sec.
P 20	6mal 20 sec. je Seite
P 4	4 Serien à 12 Wiederholungen
P 5	5mal 20 sec.
D 1	2mal 20 sec.
P 12	4 Serien à 20 Wiederholungen
T 11	6mal 20 sec.
D 7	2mal 20 sec.

Sonntag

Übung	Belastungsdauer
P 22	8mal 10 sec.
P 14	8mal 15 sec.

P 15	8mal 15 sec.
T 15	5 Serien à 10 Wiederholungen je Seite
T 16	5 Serien à 12 Wiederholungen je Seite
P 30	1 min.
T 21	5 Serien à 12 Wiederholungen
T 23	8mal 20 sec.
D 19	2mal 20 sec. je Seite
D 16	2mal 20 sec. je Seite

Tägliches Training bei akuten Rückenbeschwerden

Programm 1:
Entspannung, Mobilisation, Dehnung

Übung	*Belastungsdauer*
P 31	2 min.
P 33	1 min.
P 34	1 min.
P 35	1 min.
D 14	2mal 20 sec. je Seite
D 8	2mal 20 sec.
D 12	2mal 20 sec.
D 19	2mal 20 sec. je Seite
P 29	1 min.
P 30	1 min.

Programm 2:
Mobilisation, leichte Kräftigung

Übung	*Belastungsdauer*
P 31	2 min.
P 27	4mal 20 sec.
D 15	2mal 20 sec. je Seite
P 15	6mal 10 sec.
P 14	6mal 10 sec.
P 29	1 min.
P 18	4mal 10 sec. je Seite
D 11	2mal 20 sec.
P 20	4mal 15 sec. je Seite
D 12	2mal 20 sec.
D 18	2mal 20 sec.
P 30	2 min.

Individuelle Trainingsgestaltung

- Notieren Sie Ihre Testergebnisse bei den **Muskelfunktionstests**. Markieren Sie Ihre Schwachstellen. Die Defizite sollten in den ersten Trainingswochen ausgeglichen werden.
- Kontrollieren Sie Ihre **Körperhaltung**. Eventuelle Fehlstellungen wie vorfallende Schultern (Rundrücken) oder ein vorstehender Bauch (Hohlkreuz) müssen ebenfalls im Trainingsaufbau berücksichtigt werden.
- Bei **Muskelverspannungen oder -verkürzungen** sollten Mobilisations- und Dehnübungen durchgeführt werden.
- Bei der **Muskelkräftigung** müssen Sie entscheiden, ob Sie im Ausdauerbereich oder zur Steigerung der Maximalkraft trainieren wollen. Für Anfänger empfiehlt sich das Kraftausdauertraining. Bei starken Defiziten, zum Beispiel der Bauchmuskulatur, sind hier durch ein statisches Aufbautraining die schnellsten Ergebnisse zu erzielen.
- **Ausdauertraining** bedeutet: viele Wiederholungen, wenig Gewicht oder Widerstand und kurze Pausen. Zur **Steigerung der Maximalkraft** kann isometrisches Training durchgeführt oder mit einem hohen Widerstand in mehreren Serien mit langen Pausen trainiert werden.
- Das größte Problem bei der Trainingsdurchführung ist die **Auswahl des passenden Therabandes**. Beginnen Sie mit leichten Bändern und steigern sich je nach Durchführung und Anzahl der Wiederholungen in der letzten Serie (in der letzten Serie so viele Wiederholungen durchführen, wie Sie noch in korrekter Ausgangsstellung absolvieren können). Führen Sie im letzten Satz fast doppelt so viele Wiederholungen durch wie vorgegeben, können Sie für die nächste Einheit eine höhere Bandstärke für diese Übung notieren. Nach einigen Trainingswochen sind Sie in der Lage, für jede Bewegung den korrekten Widerstand auszuwählen.

Da dieser Prozeß sehr lange dauern kann, gibt es noch eine andere Möglichkeit, die korrekte Bandstärke zu bestimmen. Führen Sie die entsprechende Übung mit der von Ihnen für angemessen gehaltenen Bandstärke so häufig durch, wie es ohne Probleme möglich ist. Spätestens nach fünfzig Wiederholungen brechen Sie ab. Die erzielten Ergebnisse können Sie folgendermaßen für Ihr Programm nutzen: